JN005779

そもそも、刑事《デカ》メンタルとは？

百戦錬磨の元刑事が厳しい現場で培ったメンタル強化術である。

考えてみてほしい。刑事は、今にもちびりそうな危険な場面でも立ち向かわないといけない。

どう見てもあっち系の入れ墨の方は見た目だけでも十分怖いし、薬物で目が死んでいる人、怒りで目が血走っている人とも平然とお話をしなければならない。

実は心臓はバクバクだ。それでも仕事としてこなす必要がある。

生半可な精神力じゃもたないのだ。

刑事《デカ》メンタルを実践すれば、人生は大きく変わる。

ビビらない、慌てない、へこまない、落ち込まない、
感情的にならない、逃げださない、できないはずがない。

メンタルが変われば
明るい未来に変えられる！

さぁ、ひとつひとつ実践だ。

こんな時代だからこそ、メンタルを強化して強く生きようじゃないか!!

はじめに

過酷な現場で培った強いメンタルの作り方

本書を手にとってくれてありがとう。元刑事の森透匡だ。警察官として千葉県警に27年在籍し、うち20年を刑事として勤務した正真正銘の元刑事だ。

所轄の刑事からスタートし、殺人や傷害などの粗暴犯や薬物銃器犯罪、また反社（反社会的勢力）などの組織犯罪に至るまで幅広く事件に携わった。その中でも在籍が長かったのは詐欺、横領などの悪質な知能犯罪者を捕まえる捜査二課だ。

捜査員として取り調べや事情聴取をした人数は2000名以上、解決した事件は数知れない。同期生トップの35歳で警部に昇任した後は、刑事課長など捜査の指揮官として、脂汗がにじみ出る厳しい現場を嫌というほど体験した。

刑事の仕事について一番イメージしやすいのは、やはり刑事ドラマだと思うが、その現場は想像を超えるくらいハードだ。多種多様な職業、役職、立場の人間を相手にする商売ゆえにメンタルはおのずから鍛えられる。

また、犯人検挙という目的を達成するために昼夜を問わず、尾行、張り込み、職務質問、ガサ入れ（家宅捜索）、容疑者の逮捕など、一般人では味わうことのない特殊な任務がある。

そして、事件の現場では常に緊張し、人命がかかる緊迫した現場では極度の緊張を強いられる。強い精神力があってこそ、成り立つのがこの職業なのだ。

そんな刑事ならではの強いメンタルの作り方を公開しよう、きっと役に立つはずだ！　という発想に基づいて本書は生まれた。

メンタルが強いと人生は大きく変わる

メンタルが強いと、どんないいことがあるか？

そりゃ、もういいことだらけ。メンタルが強ければ、人生は大きく変わるといっても過言ではない。

この広い世の中、周りにはいろんな人間がいるはずだ。気にいらない友達や嫌いな上司もいるだろう。やることすべてが成功すればいいが、失敗のほうが多いはずだ。

そして、残念なこと、悲しいこと、へこむこと、イライラすること、死にたくなることが起こるたびにメンタルが強いと前に出る勇気を与えてくれる。「まだできる」「きっとできる」「前へ出よう」「自分を信じろ」「諦めない」、そんな気持ちになれたら、どんなことが起きてもへこたれずに生きていける。

強いメンタルがあれば、最悪の出来事も最高の出来事に変えられる。どんな危機的状況でも諦めず、犯人と、そして自分と戦ってきたことで得られた刑事《デカ》メンタルを手に入れてほしい。人生は明るく輝かしいものになると断言する。

刑事ならではのメンタル強化方法が学べる

メンタルを強くする本は山ほどあると思うが、刑事のメンタルの作り方について解説したのは、本書が初めてだろう。刑事も最初から強靭なメンタルを持ち合わせていたわけではない。元々は臆病で、ビビりで、打たれ弱かった。それが出会う人やつらく厳しい体験の中で徐々に成長して刑事《デカ》メンタルを手に入れたのだ。

手に入れる方法は至ってシンプル。自分に起きることに対して自分の考え方と行動を変えるだけだ。最初は難しいかもしれないが、繰り返してみてほしい。いつか

「あれ？　なんか変わった？」と気づいたら変わり始めた証拠だ。

本書の構成は次のとおり。

第1章は、平常心の保ち方を書いた。緊張する場面で平常心でいられたら物事はうまく運ぶ。

第2章は、冷静さをキープする精神力の鍛え方だ。メンタルも鍛えないと強くならない。ビシビシ鍛えてみてほしい。

第3章は心をコントロールするための元気100倍アップの方法だ。自分との付き合い方で心をコントロールしないといけない。

第4章はモチベーションアップ術だ。考え方も行動があってこそ変化していく。とにかくまずは動くことだ。

第5章はコミュニケーションを円滑にする方法を書いた。刑事の三大技術を伝授しよう。

人生が劇的に変わることを心から祈る。

刑事《デカ》メンタル　絶体絶命のピンチでちびってしまう人でも動じないハートが手に入る！●目次

第1章　刑事だって緊張するしビビる。極限に追い込まれたときの平常心の保ち方

第2章 刑事は感情的にならない！ 冷静さをキープする精神力の鍛え方

第3章

刑事はポジティブ思考の天才！心をコントロールする元気100倍アップの方法

第4章
刑事は足が命！メンタルが激落ちしても行動で改善していくモチベーションアップ術

第5章 刑事になってわかった！ コミュニケーションを円滑にする刑事の三大技術

終章

講演でよく聞かれること、まとめてみた

コラムアイコン●Mooi Design / Shutterstock

第1章

刑事だって緊張するしビビる。極限に追い込まれたときの平常心の保ち方

刑事——なんかカッコいい、そう思った時期もあるが、
数多くある職業のひとつにしかすぎない。
相手にするのは、「宇宙人」でもなく「怪獣」でもなく、「人間」だ。
この仕事をして思うが、やはり、人間が一番怖い……。

刑事の日常は一般人が一生経験することのないレアな出来事の連続だ。
日本は世界に比べれば比較的平和かもしれないが、そうとも言い切れない。

拳銃を持った犯人との対峙……。
暴力団事務所の突入……。
殺人現場のご遺体との対面……。

心の準備をする余裕なんて与えてくれない。
刑事の仕事は緊張の連続である。

心臓の鼓動がバクバクバクバク……速くなる。
このビート音に慣れる人間がいるのだろうか。

本章では、ビビりがちな人の背中を押したい。
緊張で手が震える。ビビってしまう。いま一歩踏み込めない。
誰もが経験することだ。恥じることではない。

オレだって、「撃たれるかも」「バレるかも」「狙われるかも」と、
命の危険を感じながら、緊張とうまく付き合ってきた。

では、緊張の極限に身を置く刑事はどのように平常心を保っているのか？
人間、死なきゃ何とかなる。
ぜひ、参考にしていただきたい。

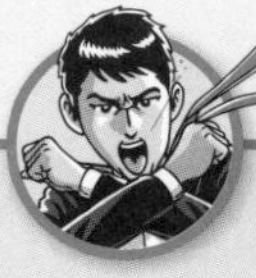

その瞬間、オレは覚悟を決めた！「撃っても頭だけは外してくれ〜」

極限の場面では覚悟を決めるしかない。あのときのことは今でも鮮明に覚えている。

刑事時代、ヤクザの事務所に現場指揮官として突入することがあった。当時はある組同士の抗争事件の最中でもあり、チャカで撃たれる危険と隣り合わせだった。

突入は上司が先頭で行くのが決まりだ。オレは現場でトップだったからもちろんのこと、扉を挟んでもう1人いた。部下の手は小刻みに震えていたよ。

ちなみに、チャカとは隠語で拳銃を意味するが、引き金を引く際の「カチャッ」という音をひっくり返したものといわれている。まぁそんなことはどうでもいい。

キミは拳銃で撃たれる恐怖を感じたことがあるか？

オレはそのとき、こう考えていた。

「撃たれたら撃たれたで仕方ない。ただ頭だけは外してもらおう」

「なんてのんきな!!」と思うかもしれないが、オレなりの「覚悟」を決めていたのだ。

腹を決める、そんな簡単なことではない。海外で銃口を突き付けられた経験を語る人もいるが、自ら撃たれに行く人間はいないだろう。刑事とはえらい仕事だと思う。

生きていれば極限の場面は訪れる。そのときのストレスは計り知れないだろう。

しかし、そんなときは**「覚悟」を決めて臨む**のだ。

「〇〇になると大変だから△△ならいいや」と、「まだまし」と思える条件を考えるのだ。

人間、覚悟が決まると平常心になれる。

死なきゃなんとかなるものなのだ。

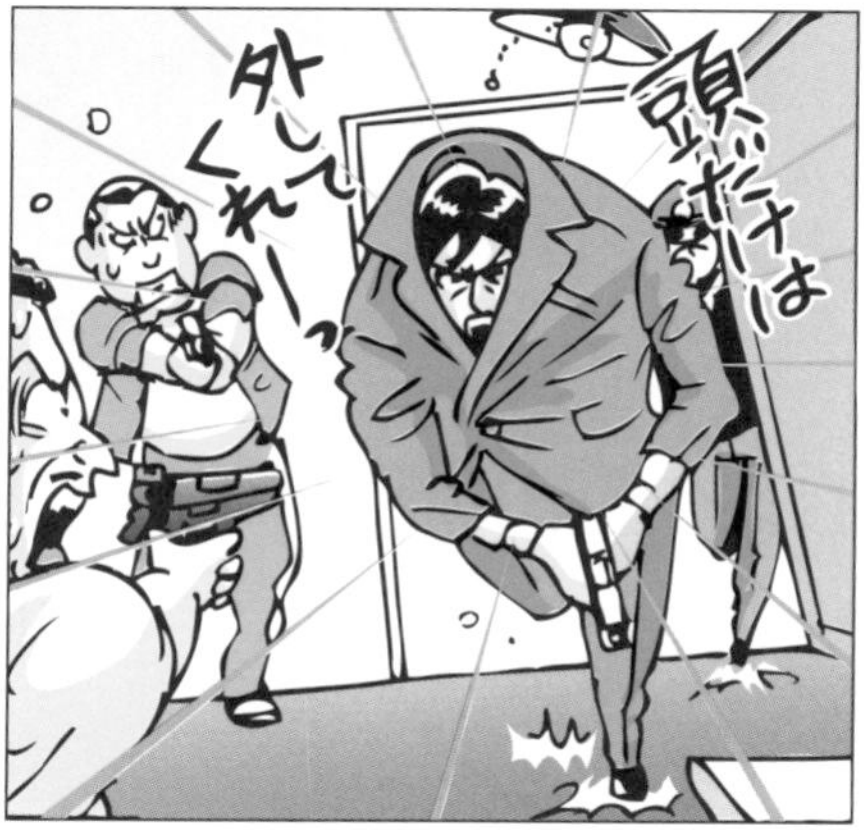

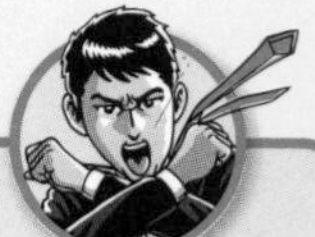

赤信号みんなで渡れば怖くないではなく、間に合いそうでも人前では走らない！

刑事のときに、「幹部は不要不急のときは走るな」といわれた。廊下をバタバタと走っている幹部がいると部下が動揺するからだ。仮に部下が10名いれば一斉に20個の目で見られることになる。

たとえば「殺しです!!」と部下からの報告を受けたら刑事とはいえ動揺する。心臓はバクバクだ。

特に刑事課長などの幹部は、署長と副署長にすぐに第一報を報告することが求められる。トップの意向をくんだうえで捜査を展開しないといけないからだ。

とにかくすぐにでも署長室に走っていきたくなる。しかし、あえて落ち着いたそぶりを見せる。

「大丈夫だ、心配するな。ここはオレに任せろ」

そしてバタバタしない、走らない。ゆっくりと歩いて刑事課の部屋を出る。部下から見えないところまで行ったら「走る」のだ。それくらいの心の余裕が必要だ。**焦っているときほど、あえて行動をゆっくりにすれば、心の落ち着きを取り戻せる**のだ。

普段もそうだ。人はどこで見ているかわからない。

だから、常にこう言い聞かせる。

「赤信号になりそうでも走るな」

「電車に乗り遅れそうでも走るな」

「会社に遅刻しそうでも走るな」

それは動じない精神を持てということだ。

慌てないといけないときほど、慌てふためいてカッコ悪い自分を見せないようにしよう。

余裕を持った行動は気持ちの余裕につながっていくのだ。

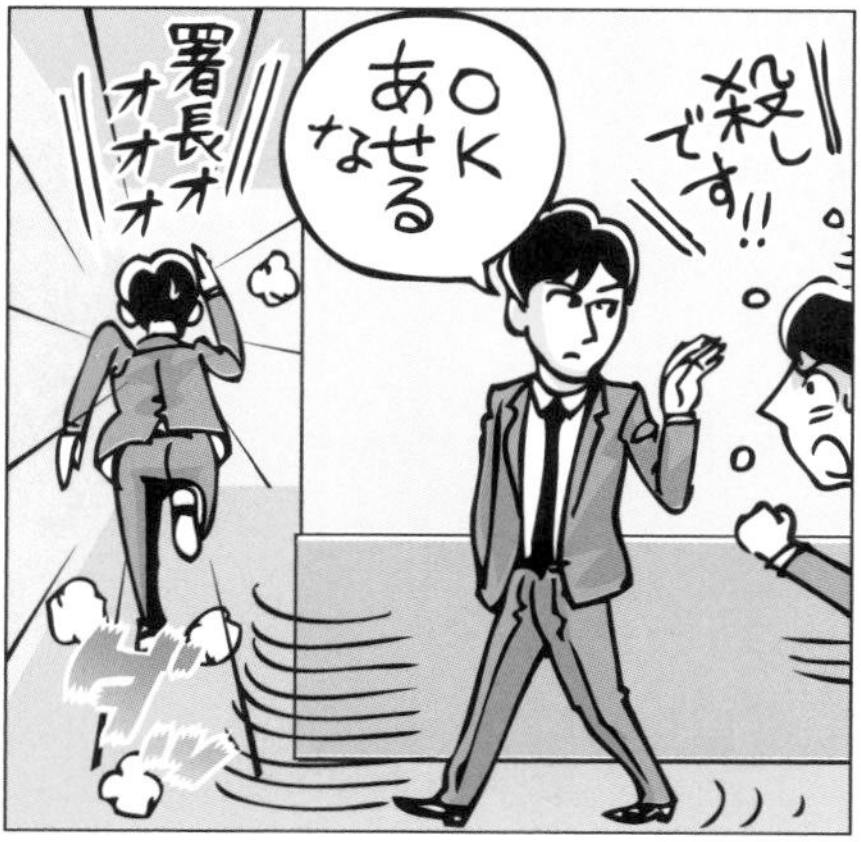

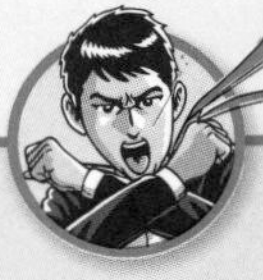

まともな神経では生きていられない。だからこそ感度を下げて生き抜くのだ

人間には感じる力があり、感じる心がある。その感度は人それぞれだ。目の前で同じことが起こっても何も感じない人もいれば、激しく動揺する人もいるわけだ。

刑事時代、変死を扱うことがあった。水死、焼死、病死……死因はさまざまだが、犯罪性がないことを確認するために検視は刑事にとって非常に重要な仕事だ。

特に本部捜査一課の検視係は検視専従なので、年間何百、何千ものご遺体と向き合うことになる。

オレは経験上、「死体が好きな人はいない」と思ってはいるが、心の底から嫌いな先輩刑事もいた。

検視はご遺体に礼を失しないようにまずは手を合わせることから始まる。人間の亡くなり方は病死だけじゃない。発見の時間、場所、環境によっては、原形をとどめていないご遺体もある。これが人間なのかと思うと正直つらくなる。また、子供のご遺体は我が子を思い出して涙がこぼれそうになることもある。

そんなときに役立つ刑事特有の技術がある。**自らの感度を下げて臨む**のだ。人間だけど人間じゃない。言い方は悪いが映画のセットとでも思うようにする。そうすると不思議と何も感じなくなる。**感じない自分を作り上げて淡々と仕事を進めていく**のだ。

キミにもつらいこと、やりたくない作業……いろいろ嫌なことがあるだろう。そういうときは、**人をモノ、状況を映画のセットと思うがいい。**きっと、心が楽になるはずだ。

刑事は時に熱くなるが、時に**感度を下げて生き抜いている**のだ。

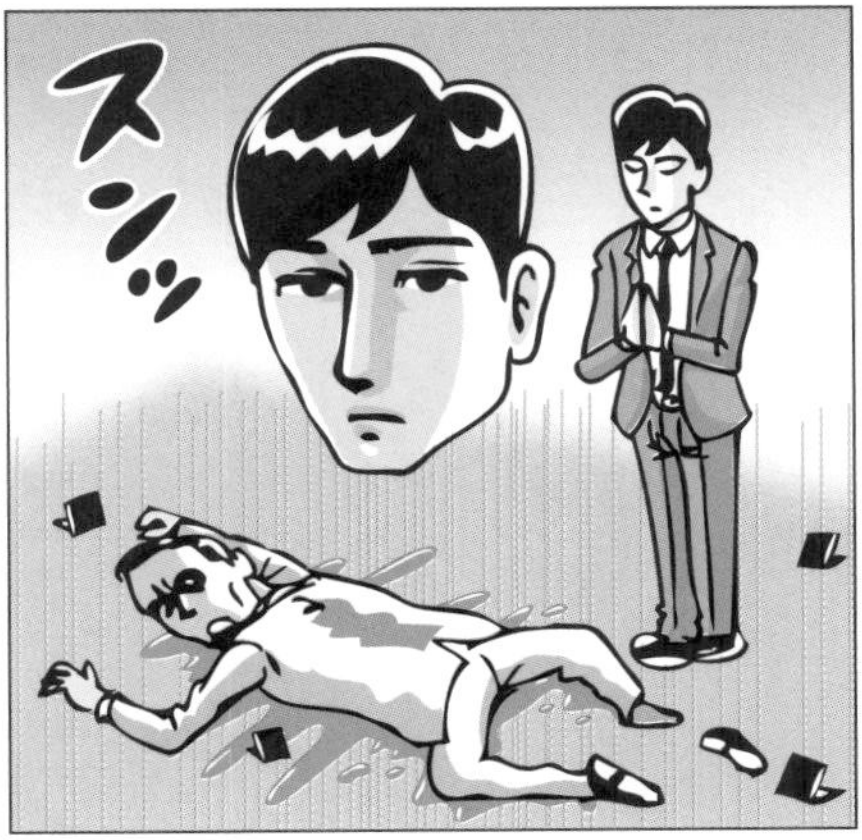

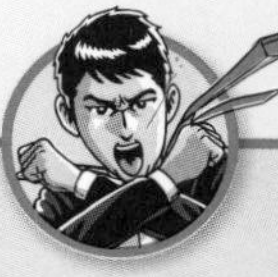

「頭が真っ白」は大ピンチであり大チャンス。余計な雑念を捨てて考えろ！

人生にピンチはつきものだ。ピンチに見舞われると、「頭が真っ白になった」とよく言うだろう。

そもそも**頭が真っ白になるのはなぜか。「雑念を捨てて考えろ」という体の反応**なのだ。ピンチになると余計な考えが生まれるのが人間だからだ。

「ここはいいところを見せないと……」

「ここで失敗したら後がない」

「うわぁ、名案が浮かばない」

なによりメンタルが保てない。手が震えたり、額から汗がしたたり落ちたりと体にも変化が現れる。

刑事の仕事はピンチの連続だ。「ピンチはチャンスの裏返し」なんていうやつがいるが、ピンチはピンチでしかない。

昔、取り調べ中に隙をつかれて犯人に逃げられた刑事がいた。これは大ピンチだ。それこそ頭は真っ白だ。

「あぁ、下手したらクビだ」

これが雑念だ。それは今考えることじゃない。ピンチがきたら「今、最優先で何をすべきか」を考えるべきだが、その前にやることはまずは**「ゆっくりと深呼吸すること」**だ。脳に新しい酸素が行き渡り、血液の循環がよくなる。結果として、心身ともにリラックス効果を得るのだ。

そこではじめてどうしたらピンチを脱せられるか、最優先で何をすべきかを集中して考えるのだ。そうしたらピンチがチャンスになる可能性もあるぞ。

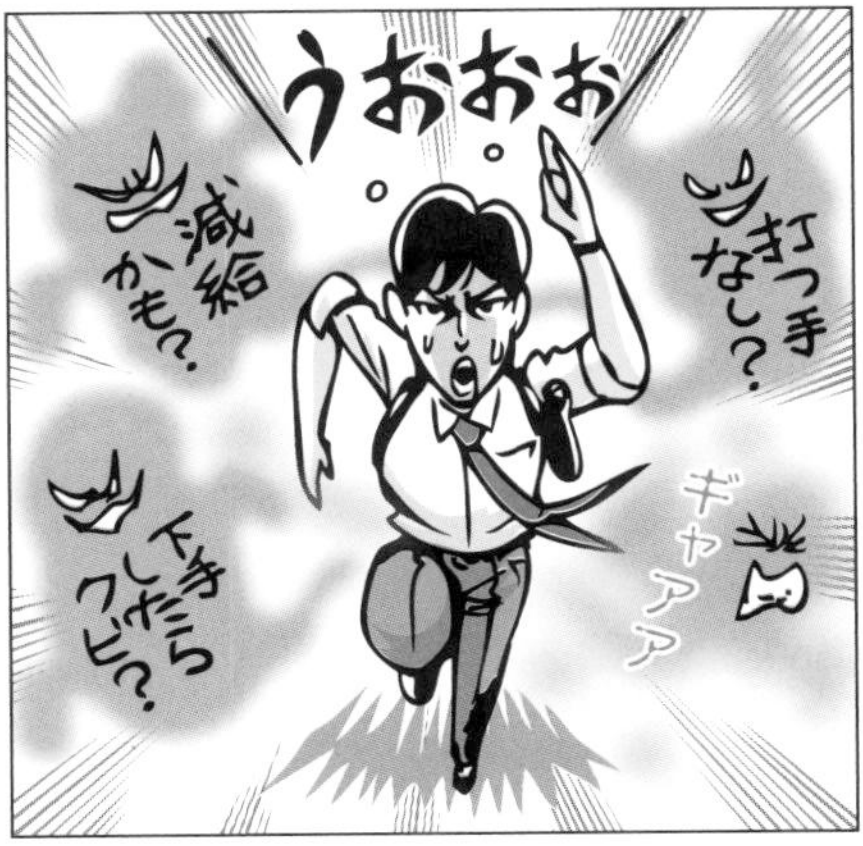
うおおお
打つ手なし?
減給かも?
下手したらクビ?
ギャアア

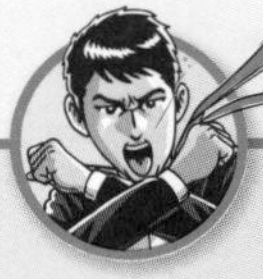

相手を格上に感じてしまうときは、先生と生徒の関係に置き換えて話すのだ

自分より格上の人と話すことに緊張する人がいる。会話が進まずに気まずい思いをするわけだ。また、圧倒されてしまい、言葉が出てこない者もいるだろう。あとになって、自分を責めてしまい、ズルズルと引きずるのはやめたほうがいい。

ちなみに刑事が相手にする人間は幅広い。政治家、資産家、芸能人など、明らかに収入、社会的地位、知名度などで刑事より格上の人はザラにいる。そして彼らは刑事とは違った世界で生きており、その道の専門家でもある。

格が上だと感じてしまうと、やや腰が引けてしまう。それでは仕事にならない。

こんなのは度胸の問題だ。

格上の人の知識、経験値には正直かなわないので、逆に教えてもらうことになる。

政治の世界、投資の世界、芸能の世界……生の話を聞く機会なんてそうそうあるものじゃない。緊張している場合ではないのだ。

ここでひとつアドバイスをしよう。**格上の人と話すときは、先生と生徒の関係だと考えていけばいい。**先生に教わっているときに緊張はしないだろう。**素直に知識を増やそうと考えればいい**のだ。

私も若手刑事のときに格上の人と話すと聞くことすべてが新鮮だった。とはいえ、立場上、知ったかぶりで聞き出したものだが……。

そうそう、先生と生徒の関係といえば警察学校の教官は厳しかった。今思えば理不尽なことで怒鳴られたり、無駄にグラウンドを走らされたりしたものだ。腹の中ではいつも「くそったれ」と思っていたが、角刈りのあの教官、元気だろうか。今となっては若き日の懐かしい思い出だ。

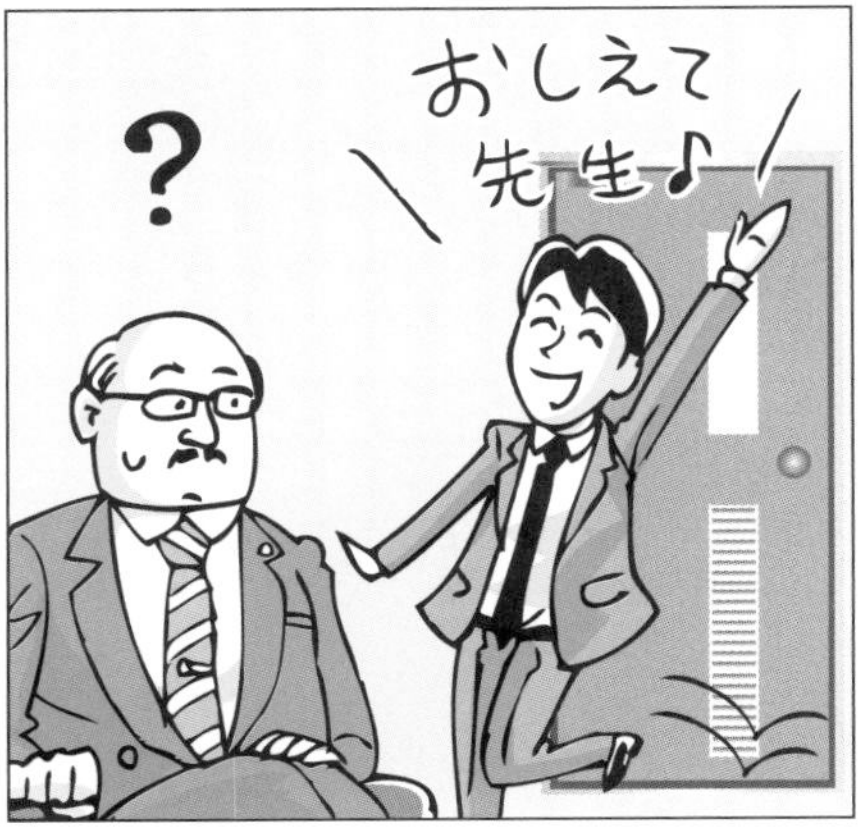

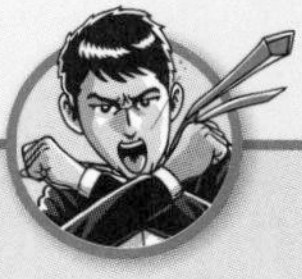

「やるか、やめるか！」二択で迷ったら難しいと思うほうを選べ

その昔、オレがまだ若いピチピチの新米警察官のときのことだ。交番勤務をしていたところに「拳銃所持の男が逃走中‼」との無線が入った。現場に走って急行するとビルの角を曲がったところで、あちらから走ってくる手配書に酷似した男と鉢合わせした。

「こいつか？」

目が合った男はオレを見るなり、銃口を向けてきた。焦ったオレも拳銃を抜いて相手に向けた。まさにやるか、やられるかの場面だ。

ここで撃つか、撃つまいか……。

これは究極の選択だ。もしメンタルが弱かったらきっと逃げ腰になる。「銃を置いて逃げよう」という選択をするかもしれない。

しかしそれでは警察官としてカッコ悪い。末代までの恥だ。今の自分の殻を破って立ち向かう勇気も必要だ。オレは叫んだ！

「銃を下ろせ！　撃つぞ！」

結局、日頃からの習慣がものをいう。キミが**「やるか、やめるか」の二択に迫られた場合、難しいと思うほうを選ぶ**のだ。

どちらか迷ったら少しだけハードルが高いほうを選ぶ習慣を持つと失敗しながらでも着実にメンタルは成長する。**どうせ失敗するならハードルが高いほうが諦めもつくし、気持ちもすっきりする。**

ちなみに拳銃所持の犯人はオレの気迫に負けたのか銃を下ろして捕まった。脱力感は半端じゃない。大きい声では言えないが、小便をちびりそうになったのは言うまでもない。

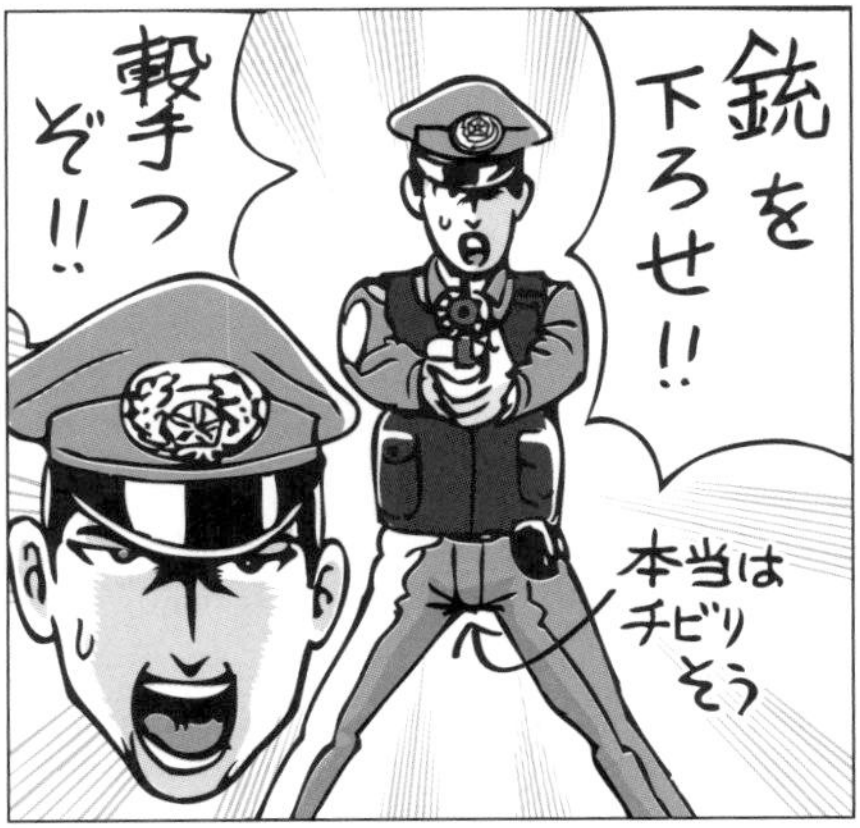

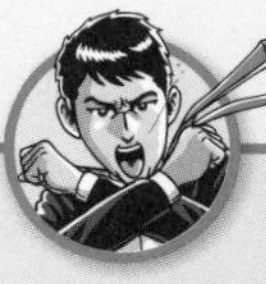

刑事は基本ビビらないが、幽霊は……ね。でも誰かを守るためなら体は張れる！

先輩刑事らとデカ部屋で雑談をしていたときのことだ。突然、「幽霊を信じるか」という話題になり、ある先輩が話し始めた。

ある日、老人の検視を担当した先輩は、老人の頭から足の先まで体の全面を見て外傷の有無など丁寧に調べた。その結果、老人の死に事件性はなく、病死ということで処理された。

その晩、自宅に帰り、2階の寝室でベッドに入った。ふと窓に目をやると人影がある。「なんだろう……」と目を凝らしてみると、うっすらと老人のような人影が立っている。そしてこちらを見て会釈をした後、消え去った。

「どこかで見たな……」と思い起こすと、そう、あの検視をした老人だったそうだ。

「2階なので窓の外に人が立つことはできないし、たぶんお礼を言いに来たのではないかな」と先輩刑事は笑っていた。「まじっすか!?」。聞いている側がビビッたのは言うまでもない。

ちなみに刑事は百戦錬磨だが、さすがに幽霊の取り調べはしたことがない。しかしいざとなったらビビらない方法はある。幽霊から**誰かを守る立場になること**だ。刑事には守るべき被害者や市民がいる。だから幽霊を前にしてもビビることはないのだ。『鬼滅の刃』の吾妻《あがつま》善逸《ぜんいつ》もそうだろう。彼はビビりで泣き虫だが仲間のためには体を張る。そこが人気だ。善逸のように**誰かのためなら人は強くなれる**のだ。

キミにも大切で守るべき人がいるだろう。それは家族、親、恋人かもしれない。その人を守ることを考えてみようじゃないか。心が奮い立ってビビることはなくなるだろ？ キミは自分が思っているより強いのだ。

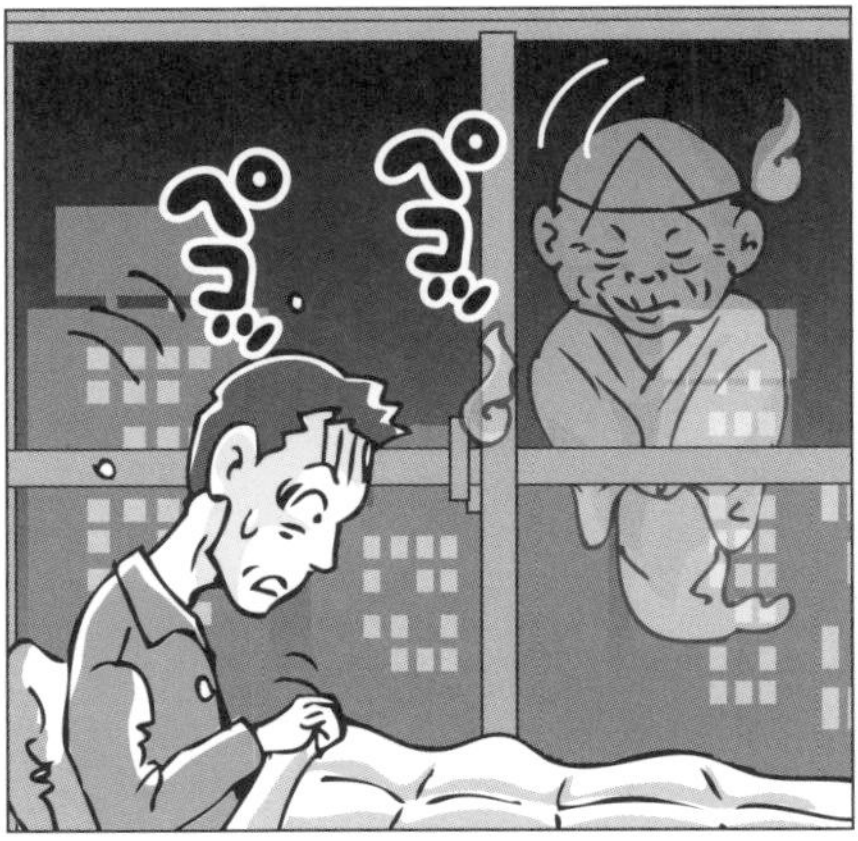

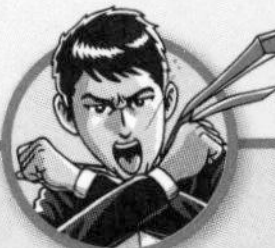

宗教団体の主犯格から教わった方法。瞑想で心を落ち着かせるワザを習得せよ

ある宗教団体の詐欺事件を担当したことがある。二束三文の壺などを新たな信者に高値で売り付けて暴利を貪るというよくある悪質商法事案だった。彼らは道場で朝夕瞑想をすることを日課としていた。取り調べで代表に聞いてみた。

「瞑想はどんな効果があるんだ？　何のためにやらせてるんだ？」

「刑事さん、ここだけの話ですが、信者を無心にさせるためです。いわば洗脳してるわけで。余計なことを考えるようになると都合が悪いですから」

「ほー、なるほど。恐ろしいことを考えるもんだ」

捜査の必要上、書物で調べると、この代表が言うとおり、**瞑想は無駄なことを考えず、メンタルを鍛える**方法としてさまざまな分野で取り入れられていることがわかった。うつ病の改善のためにも取り入れられているらしい。

ちなみに**瞑想は深くゆっくり呼吸をしながら姿勢を正し、肩に力を入れないで目を閉じて自分の息の音に集中する**だけだ。誰でも簡単にできる。

それ以来、オレも警察署の道場などで暇を見つけては無心になるため瞑想するようになった。

特に捜査がうまくいかなくて不安になり、いわば迷走してるときの瞑想は集中力も高まって名案が浮かび、不安がなくなったものだ。

ちなみにこれはダジャレではない、ほんとの話だ。

ただオレの経験上、瞑想は腹が減っているときはやめたほうがいい。やるなら飯を食った後だ。空腹でお腹がグーグーなり始めると無心どころか食い物で頭の中がいっぱいになる。瞑想も食欲には勝てないらしい。

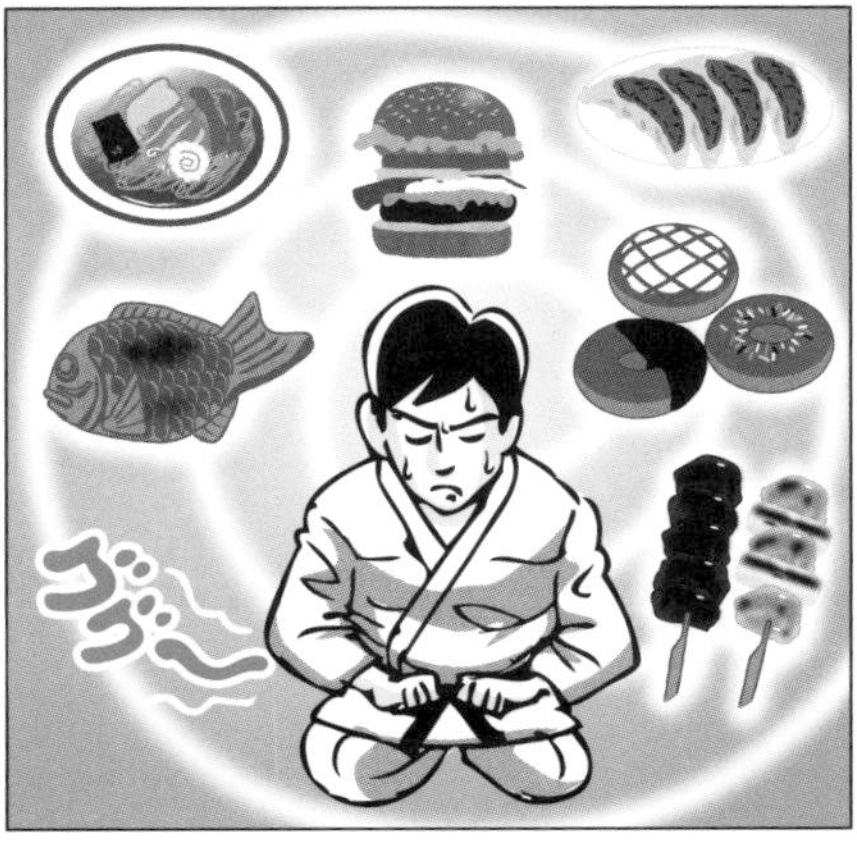

心の動揺はウソ発見器でわかる⁉
動じない鉄の心臓を手に入れよう

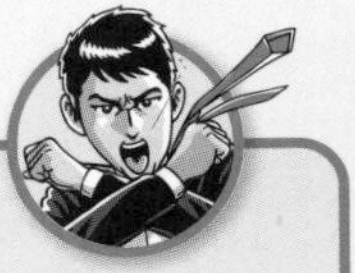

「ウソ発見器」をご存じだろうか？　ポリグラフと呼ぶが、脳波・脈拍・血圧・発汗などを同時に記録できる装置で、心の動揺を身体的現象から測定し、診断に役立てるものだ。

検査は科学捜査研究所、通称「科捜研」の検査官が容疑者に質問してその反応を見る。すべての質問に対して「いいえ」と否定してもらうのがルールだ。

容疑者に「殺したのはあなたですね」という質問をすると、「いいえ」と答えなければならない。おのずと動揺する。その結果、針は大きく振れることになるのだ。

ちなみにウソ発見器は取り調べを始める前にいきなり使うのが常だ。取り調べでいろいろ聞いてしまった後では何を聞かれるかわかってしまうため、純粋な反応かどうか判断しにくいのだ。

あるとき、検査官に「動揺しないでいることはできるか？」と尋ねたことがある。

「**鉄の心臓になるしかない**ですね」

「鉄の心臓とは？」

「基本的に質問は過去について聞きます。事件は過去の出来事だからです。つまり都合の悪い過去を忘れて無になり、動揺しない鉄の心臓になるしかないですね」

要するに**「過去の行い＝失敗を頭から消す」ことで動揺は消せる**というのだ。

それ以来、オレも現場で動揺しそうなときは**過去の失敗を思い出さない**ようにしたものだ。ビビりや心の動揺は我々人間にはつきものだ。それも過去の失敗経験が原因でそうなる場合がある。そんなときは**嫌なことがあった過去を忘れてみる**といい。心の動揺は抑えられるはずだ。

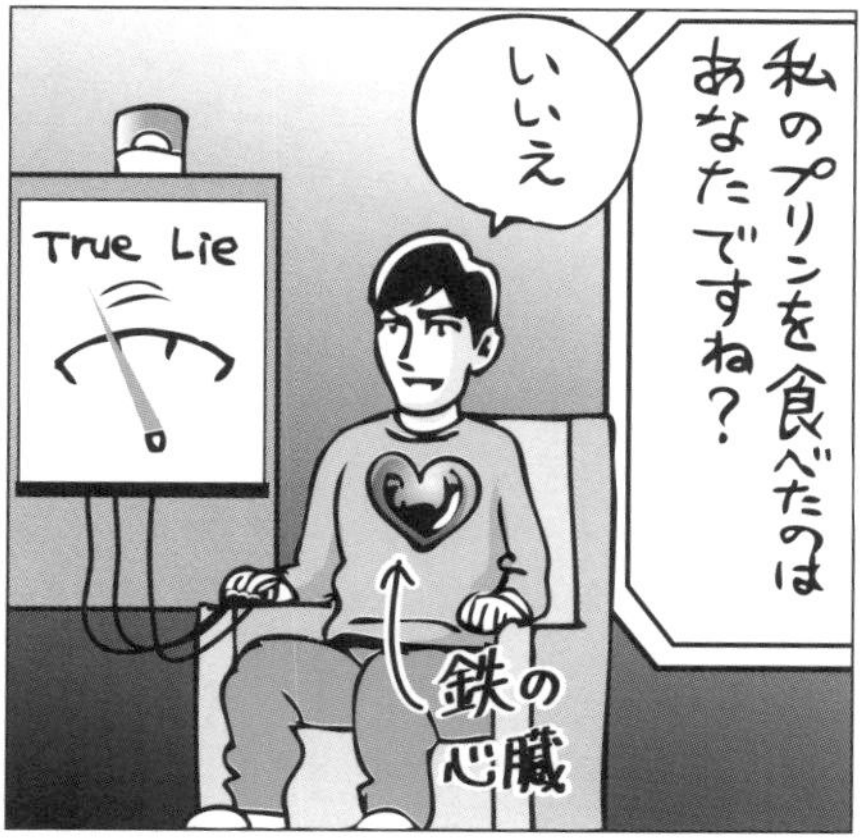

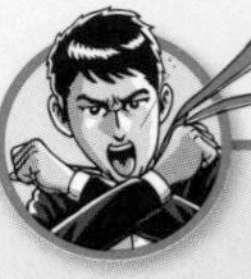

尾行、張り込みの変装でわかったこと。周囲の目は思うほど自分に向いていない

尾行、張り込みは刑事の専売特許だ。時にはスーツ姿の営業マン、時には現場作業員、時にはチラシ配りのアルバイトに扮して尾行や張り込みをする。

変装のコツは「現場に溶け込む」ことだ。不自然ではない恰好で、対象の行動を確認していく。

刑事は、変装＝化けることの天才だ。怪盗ルパンもびっくりするだろう。

しかし、万全の態勢で尾行しても対象と目が合ってドキッとしたり、思わず目をそらしたりして、露骨に態度に出てしまうこともある。

ただ、自分が思うのとは裏腹に、意外と気づかれていないし、見られていないことが多い。何かに扮するのは恥ずかしくもあるが、だいぶメンタルは鍛えられたぜ。

私の変装ナンバーワンは、スコップ片手の現場作業員だ！

キミにも「こんなことをしたら恥ずかしい」「笑われるのではないか」「変人だと思われないか」と、今一歩勇気が出なくて、人の目を気にすることがあるかもしれない。しかし、残念ながら**あなたの前にいる人は意外と見ていないし、聞いていない**ものだ。そもそものときに恥ずかしい思いをしたとしても、人の記憶は簡単に薄れる。気にすることなどないのだ。

じつはキミの自意識過剰が問題なのかもしれない。人目を気にしすぎると疲れるし、**見られている意識をなくす**、これが変装の極意だ。

まあ、ハロウィンくらいしか変装することもないだろうが、周囲の目や耳は気にしないでほしい。誰も見ていない、聞いていないと思って行動してみよう。オレの言っていることがわかるはずだ。

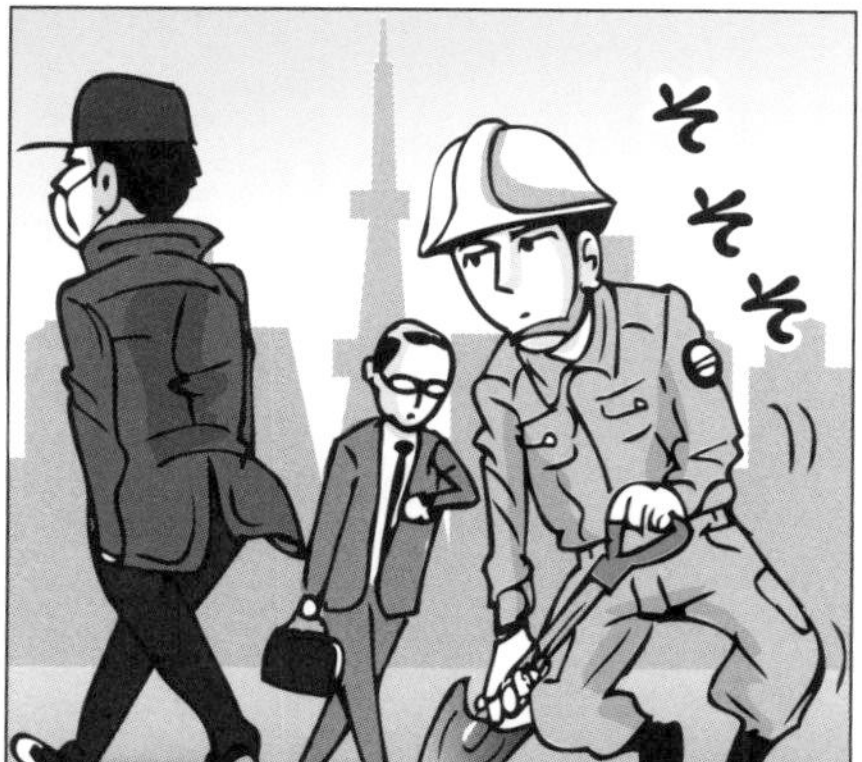

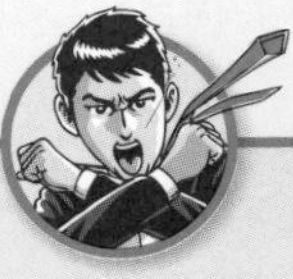

「防弾チョッキ」は心も守る安心グッズ。キミも自分だけの心のおまもりを持とう

所轄にいた当時、拳銃を使用した事件が発生した。

「マル被（被疑者）は拳銃を所持しているもよう、関係各位は受傷事故防止に留意しつつ現場に急行せよ！」

無線が入るとデカ部屋の刑事に緊張が走った。オレは防弾チョッキを着こんで捜査用車両に飛び乗った。当然、サイレンを鳴らしての緊急走行だが、誰しもが追加情報欲しさに警察無線に耳を傾けていた。

「拳銃所持か……。犯人は興奮してるのか？　負傷者は？　どんな現場なんだ？」

現場に近づいてくると、さらに緊張感は増す。刑事だって人間だ。緊張しないはずがない。身につけた防弾チョッキに自然と手がいく。

防弾チョッキを間近で見る機会はないだろう。中には被弾しても弾を通さないための鉄板が仕込まれている。じつに総重量は6キロ近い。ずしりと重い。

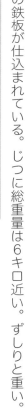

「こいつが守ってくれる、大丈夫だ」

そう願う。そんなとき、防弾チョッキを着ているだけで、この上ない安心感があったものだ。不安なときは、ギュッと防弾チョッキを握りしめていた。

キミも時には不安や恐怖を感じることがあるだろう。キミにも防弾チョッキがあるといいが……持っているはずはないな。代わりに**握り締められるおまもりでも親の形見でも安心できるものを身につけるといい。**ギュッと握るのもストレス軽減の効果があるらしいぞ。

ただし、手汗がひどいとさすがのおまもりもビチャビチャになって御利益が減るかもしれない。そんなときは手汗対策のハンカチも一緒に握りしめてくれ。

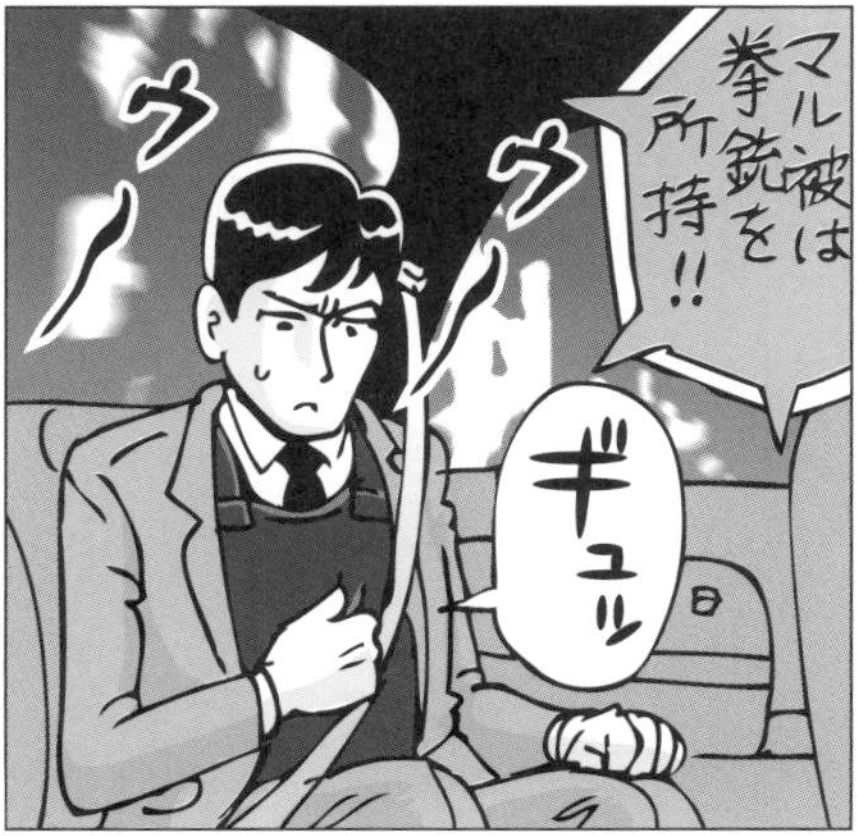

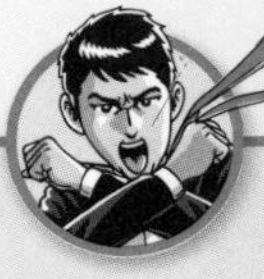

人の恨みは正直怖いが、やられる前に、褒め殺す！

刑事という職業は時につらい。感謝されることが多いが、犯罪者に逆恨みされることがある。

お礼参りという言葉をご存じだろうか。本来は神社仏閣でしたお願い事が成就したら、そのお礼に参拝することだ。しかし、刑務所からシャバ（通常の社会）に戻ってきた者が報復行為をすることも指す。

人の感情なんてわからない。脅迫されることがあるかもしれない。家族に影響があるかもしれない。考え出したらキリはなく、胃がキリキリする人もいる。

受刑者から脅迫めいた手紙がくることだってあるのだ。もちろん、場合によっては脅迫罪が成立するわけだが、もらったほうはたまったもんじゃない。

「あんたにも家族がいたよな」

明確には脅さないが、そんな言動を残すこともある。

「いちいちビビっていたら身が持たないわ！」と、声に出しては言えないが、心の中で叫びたくなるものだ。

人の恨みは正直怖い。嫉妬や妬みなど、恨みを買うケースは世の中にいくらでもある。たとえ自分のせいじゃなくても、そうなることがある。世の中は世知辛い。

そんなときは、**第三者に、「あなたのことをよく思っている」というメッセージが伝わるように吹き込んでもらおう。**「褒めてたよ」「『すごい』と言っていたよ」など、相手の自尊心をくすぐるのだ。褒められて嫌な人間はいない。褒め殺しなら、やられても嫌な人はいないだろう。相手も憎むやつ、嫌いなやつという認識を変えてくれるに違いない。

やられる前に、先にやるのだ！

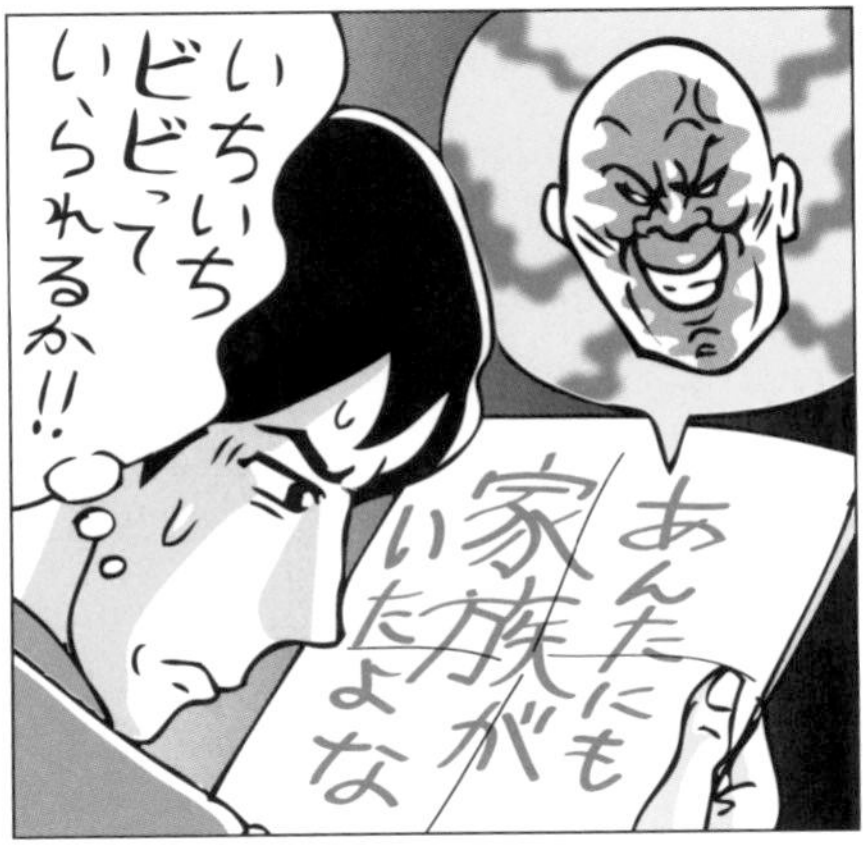
いちいちビビっていられるか!!
あんたにも家族がいたよな

色恋、お金、捜査ストップ……
刑事の裏話をこっそりしよう

刑事ドラマはいつの時代も人気だ。誰にでも正義感があり、正義を守るヒーローが好きなのだ。しかし、刑事ドラマはあくまで娯楽であって実際とは違う。実際の現場にかなり近いのは（というよりそのままなのは）、いわゆる「警察24時」のようなドキュメンタリー番組だ。あれは昔から「これでもか！」というくらい放映されている。視聴率がいいからに違いない。あの番組はオレもよく見る。

とはいえ、テレビだし、やらせがあるんじゃないかと思う人もいるだろう。あれに関してはない、というかやらせはできない。常に警察官や捜査員に取材班が密着しているし、演技指導があってやらせを撮らせるほど警察は暇ではない。よく飲酒運転の酔っ払いでクダを巻いたとんでもないやつが出てくることがある。あれもやらせではなく、本物の酔っ払いだ。キミは知らないと思うが、世の中の酔っ払いはみんなあんな感じだ。交番時代に酔っ払いを数多く扱い、酔っ払いの生態に詳しいオレはよくわかっているのだ。

さて、刑事の裏話というタイトルだから裏話をしないといけない。誰しも「色恋もの」は好きなのでまず書こうと思う。「刑事は刑事同士で付き合ったり結婚したりするのか?」、こんな疑問について答える。答えは……イエスだ。職場恋愛はどの職業でも付きものだ。刑事だからといって、ないわけじゃない。

そもそも刑事の仕事は事件に左右される。自宅にいても早朝、深夜に呼び出されることはあるし、休みも不確定だ。勤務が不規則なので一般の人とお付き合いするのも正直大変なのだ。仕事をなかなか理解してもらえないからだ。

ちなみにオレも若手刑事のころ、一般の女性とお付き合いしていたことがある。その日は仕事後に彼女とデートする予定だったが、帰り間際に事件が発生した。「なんでこんなときに……」と嘆いていても仕方ない。当時は携帯電話がなかったので、とりあえず待ち合わせの駅までなんとか行き、顔を見るなり、「すまん。帰って!」と帰したことがあった。彼女がご機嫌斜めだったのは言うまでもない。後で機嫌を直してもらうのに大変だった。そう考えると、同業だと理解があるというのはわかるだろう。刑事も交際するとなると大変なのだ。

次に「お金事情」について話そう。刑事の給料は正直言って悪くない。昇任試験の勉強を頑張って階級を早く上げれば中小企業の経営者並みにもらえる。大企業でも部長並みかもしれない。警察官舎といわれる社宅もべらぼうに安い。家賃数万円で一応は住居があてがわれる。福利厚生も充実している。

また警察官という職業は信用度も高い。住宅ローンを組むために銀行に相談すれば、「え、そんなに貸してくれるの?」というくらい貸してくれる。ありがたい限りだ。

しかし、警察官の給料が高いのには理由がある。まず当直手当がある。残業もハンパなくある。危険な現場もあるし、人が普通は触らないものにも触らないといけない。休みは自由にとれないし、海外旅行も簡単にはいけない。これで給料が安かったらなり手はいないだろう。

さて、もう少し違う角度の話をしよう。「上から圧力があって捜査をストップしたりすることはあるのか?」ということを聞かれることがある。キミは刑事ドラマのようにそんなことがあると思うだろうか? これについては私の個人的な意見として書く。オレは「ある」と思う。ただし、いくらなんでも実際にあったことを無罪放免にすることはできない。特に殺人、強盗などの凶悪犯人を見逃すことはできない。そんなことをしたら刑事側が犯人隠避罪で捕まる。

仮にあるとしたら政治絡みの事件だろう。公職選挙法違反事件、政治資金規正法違反事件などがいい例ではないか。なぜか？　全国の県警本部の捜査二課長はキャリア官僚のポストであり、直接的な指揮権があるからだ。その大本の警察庁から指示があれば従わざるを得ない。承知のとおり警察庁も国の機関であり、組織のメリットを考えると政治家に貸しをつくっておくという判断も働くと思うからだ。

つまり、このあたりは霞が関の理論でまとめられてしまうところかもしれない。しかし少なくとも現場の刑事にはそんなことは許されないと思っている。そのことだけは言っておこう。

さて警察の裏話ということで少しばかり書いた。読者には世の中の刑事はどんなふうに映っているのだろうか。刑事には裏もあるがもちろん表の顔もある。それは普通の人間と変わらないということだ。親がいて家族がいて趣味もあって皆さんの身近で普通の生活をしている。ただ違うのは皆さんよりちょっと正義感が強いということだ。そして何より使命感で仕事をしている。これを機に刑事という職業をもっと知ってもらえるとオレは嬉しい。

第2章

刑事は感情的にならない！
冷静さをキープする
精神力の鍛え方

刑事になって思うことがある。

「感情的になったら負けだな」

感情に任せて人を殺すのも負けだ。正当な殺人なんて存在しない。


人間関係のもつれが不協和音を生む。

警察社会だってそうだ。


ノルマがあって、せっつかれる。

正しく取り締まっても難癖をつけられ怒鳴られる。

上下関係のムダなストレスに疲れる。


いっときの感情に流されていては、冷静な判断ができない。

怒りに任せて行動したところでいいことなんてない。

だからといって、泣き寝入りすることは勧めない。

泣き寝入りするから、心が弱くなっていくのだ。
だから、負けない強さを持ってほしい。

本章では、感情的になりがちな人に冷静になる術を伝えたい。
冒頭でも話したが、怒りに流された行動は悪い結果になる。
それだけは避けてほしい。

どこか一歩引いて、自分を俯瞰して見るためにも、
姿勢や行動、言葉に気を付けてほしい。

ストレスの流し方や、プレッシャーへの対処法、
人間関係が悪い人への対応など、
使えるところは取り入れてほしい。

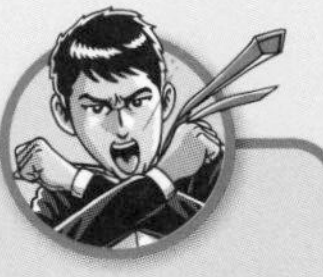

たとえつらくても感情的になったら負け。合わない人は心の中で切り捨ててくれ

我々は人間として生きている以上、必ず合わない人がいる。それはそうだ。日本の人口は約1億2500万人だし、世界人口まで広げたら約77億人だ。それだけの人間がいたら合わない人がいて当然なのだ。

好きなタレントランキングで一番の人が、嫌いなタレントランキングでも一番をとることがある。つまり合う人がいれば合わない人もいていいのだ。そもそもみんな合う人ばかりで全員ニコニコしていたらきっと気持ち悪いことになる。

思い起こせば、刑事時代に不憫《ふびん》でならない、何とも言い難い事件があった。ある大手の会社で部下が上司を傷つけてしまったのだ。部下は入社以来、理不尽なイジメを受けており、それが動機となったのだ。

逮捕された部下は当然だが会社をクビになり、職を失った。新聞、テレビでも報道され、それを機に奥さんとも協議離婚したそうだ。

こんな事件を扱うたびに思う。

「感情的になったら負けだな」

人間は冷静さを失うと発作的に普段はしないことをするものだ。そして、「イライラ」「むしゃくしゃ」しないことだ。**どんなトラブルでも最大の防御は冷静さを保つ**こと。刑事としての教訓だ。

この事件のようにキミにも合わない人がいて日々疲れているとしよう。もしその**人間関係を切り捨てることが難しければ、嫌いなやつリストの一番上に書いて、せめて心の中でだけでも切り離してみてくれ。**

ただし、いくら嫌いだからといってもわら人形を釘で打ち込む丑の刻参りはやめてくれ。さすがに相手もビビるぜ。

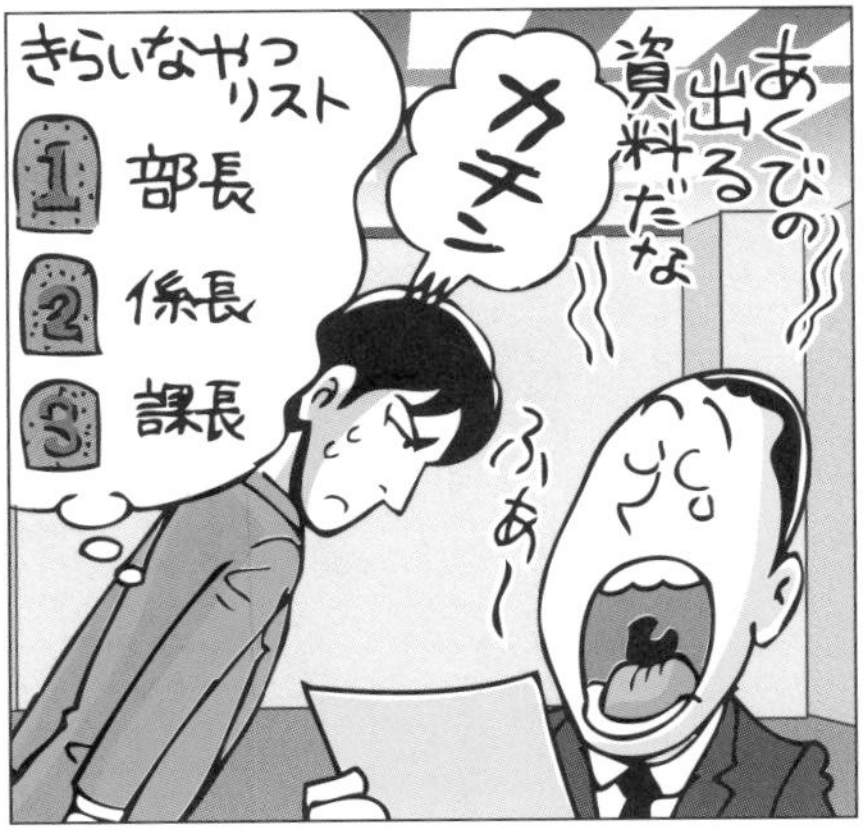

知能犯と警察の戦いはいたちごっこ。ライバル関係で切磋琢磨しているのだ

オレは刑事時代、知能犯担当が長く、詐欺師と対決する場面が多かったが、詐欺師ほど悪知恵が働く生き物はいないと思っている。世の中の流行り、時勢などに敏感に反応しながら新たな騙しの手口を編み出していくからだ。

最近ではコロナ禍の持続化給付金の不正請求詐欺、東京オリンピックのチケット詐欺もそうだ。言ってみれば詐欺師は新しいことにチャレンジする天才だ。

もちろん決して褒められたことではないが、チャレンジ精神はたいしたものだ。

一方、そんな詐欺師に立ち向かう刑事は多発する詐欺事件に、「またやられたか」「今週末も休みなしだな」「仕事がたまる一方だ」、そりゃ愚痴のひとつもこぼしたくなる。

しかし、やつらのおかげで我々も精神を鍛えられていることに気付いた。新手の

事件に立ち向かうことは新しいことを学ぶ機会になる。

前例がない事件ほど逮捕は難しいので精神力も鍛えられる。また同じ目標に向かって切磋琢磨する刑事仲間をつくることができる。**新しい事件の捜査を体験するたびに刑事はどんどん強くなる**のだ。いたちごっこと思われるかもしれない。しかし、やつらは何度でもチャレンジし続けてくる。

「今回は失敗して捕まったが次はもっとうまくやるぜ」

だから刑事も諦めない。**固定観念に縛られず、常に新しい情報を取り入れ、自らを磨いている**のだ。つまり、簡単に言うとルパン三世と銭形警部のようなライバル関係が自分を高めるわけだ。ただし、オレは銭形警部よりましな警部だと思うが。キミもライバルを見つけて切磋琢磨したらどうだろうか。

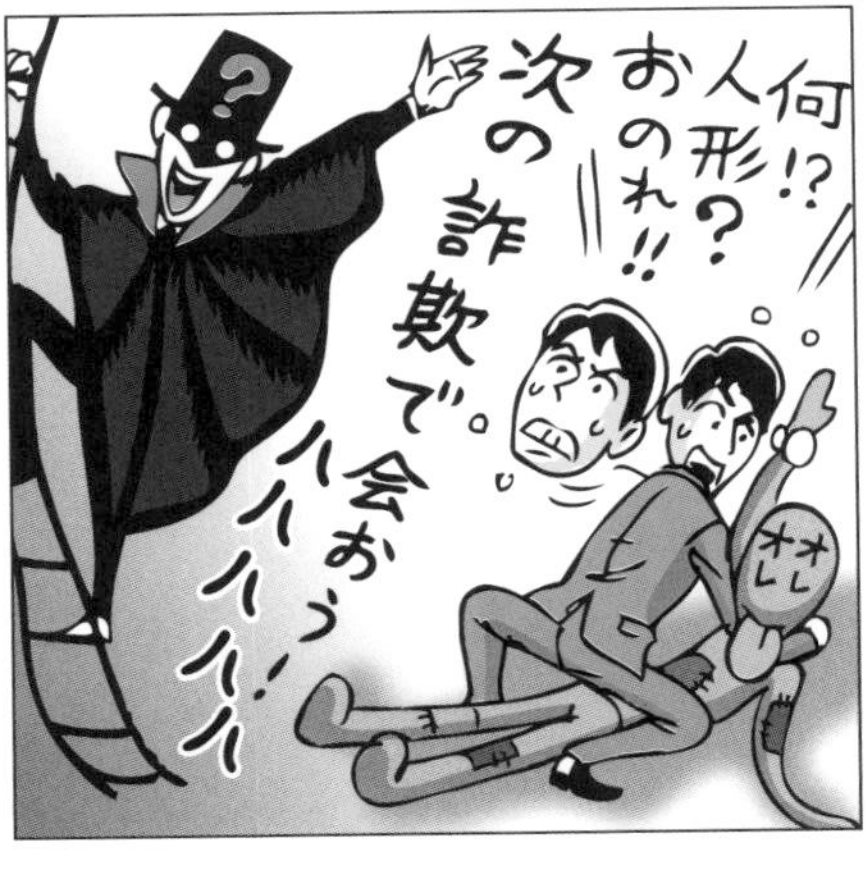

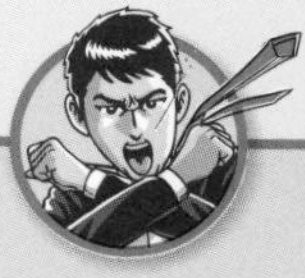

ストレスに感じることを極秘ノートへ。自分の内面と向き合えてスッキリ解決！

刑事が常に持ち歩いているのは「備忘録」だ。オレは、Ａ４サイズのノートに「備忘録」と書いて仕事中持ち歩いていた。まじめだったのか、「備忘録」以外、思いつかなかった。「ストレス日記」とストレートに書いてもいいだろう。

そこには捜査の参考になったこと、取り調べの下調べ、はたまた事件に遭遇した際の自分の気持ちなどを書き込む。誰にも見せられない極秘ノートだ。

なぜ、見せられないか。その備忘録にはそのときに感じた不安やストレスを書くようにしていたが、どんどん表現がエスカレートしていったからだ。

「張り込みに失敗したかも。気付かれていたらとんでもないミスだ」

「最近、ため息しか出ない。あいつの顔は見たくない」

「○○係長にこんな無理な指示をされた。正直、ムカつく！」

これ以上は紹介できないが、**ネガティブなことをありのままに書き、不安やイライラしたことを言語化する。自分の内面と向き合う**わけだ。文字にすることで自分の心理状態と冷静に向き合い、分析できる。

書くことでメンタルがすぐに持ち直すわけではないが、そのときどきのストレスを分析し、対処方法が次第に見えてくるワザだ。

ちなみに書いた記録はたまには読み返してみるといい。日々のストレスに向き合うことで、何が課題なのかがわかる。

人前で声に出すと怒られるかもしれないが、ノートになら書けるだろう。のちに知ったが、**ネガティブなことを書くことは自律神経を整える**方法でもあるらしい。言えないことは書くのだ。ストレスはためこまず、どんどん書いていこうぜ！

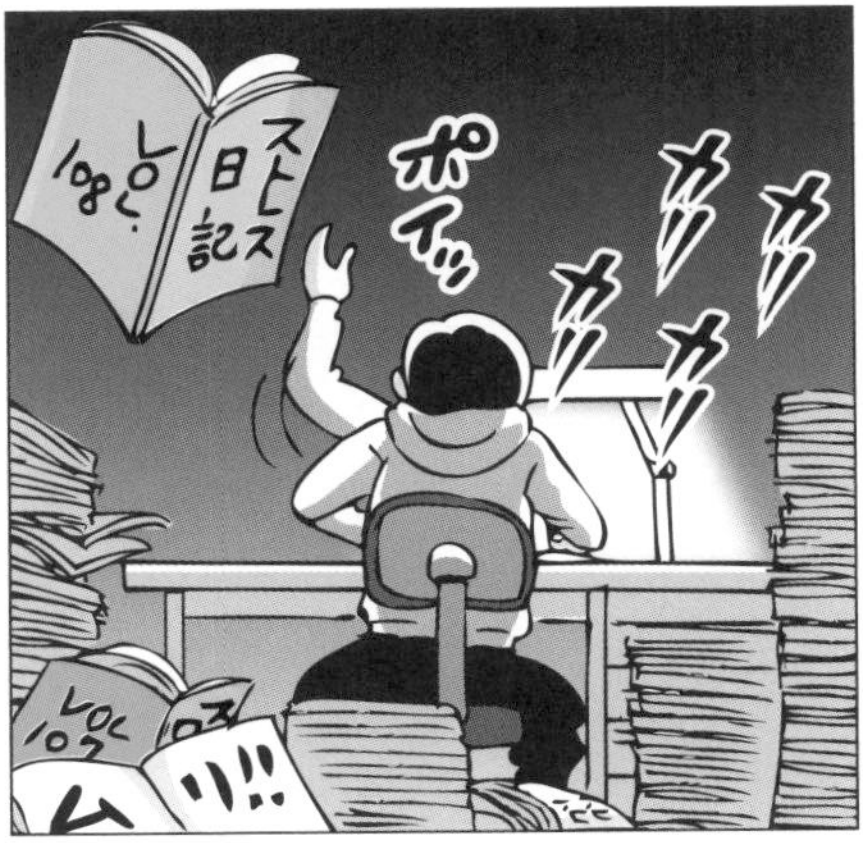

自分に自信がないと下を向く。だから、重力に逆らってでも顔を上げるのだ

自信がないやつはそもそも猫背で歩く。犯罪者が捕まったときに下を向きながら連行されているのをテレビで見たことがあるだろう。まさにあれだ。

人間はやましいことがあって、顔を堂々と見せられなければ、下を向いて歩くものだ。

それから取り調べでもそうだ。最初は威勢がよくて胸張って大騒ぎしているやつも証拠を突き付けられて、ぐうの音も出ない状況になると顔を伏せる。そして、体も前のめりになり、ふさぎ込んでしまうのだ。

職場でも学校でも朝から下を向いて歩いているやつがいるだろう。きっと何か嫌なことでもあったのだろう。とても今日一日元気に過ごせるようには見えない。

下を向きたくなったら、重力に逆らわないといけない。

郵 便 は が き

料金受取人払郵便

渋谷局承認

6631

差出有効期間
2022年12月
31日まで
※切手を貼らずに
お出しください

150-8790

130

〈受取人〉
東京都渋谷区
神宮前 6-12-17
株式会社ダイヤモンド社
「愛読者係」行

フリガナ		生年月日	男・女
お名前		T S H 年 月 日生 年齢 歳	
ご勤務先 学校名		所属・役職 学部・学年	
ご住所 (自宅・勤務先)	〒 ●電話 ( ) ●FAX ( ) ●eメール・アドレス ( )		

◆本書をご購入いただきまして、誠にありがとうございます。

本ハガキで取得させていただきますお客様の個人情報は、以下のガイドラインに基づいて、厳重に取り扱います。

1, お客様より収集させていただいた個人情報は、より良い出版物、製品、サービスをつくるために編集の参考にさせていただきます。
2, お客様より収集させていただいた個人情報は、厳重に管理いたします。
3, お客様より収集させていただいた個人情報は、お客様の承諾を得た範囲を超えて使用いたしません。
4, お客様より収集させていただいた個人情報は、お客様の許可なく当社、当社関連会社以外の第三者に開示することはありません。
5, お客様から収集させていただいた情報を統計化した情報(購読者の平均年齢など)を第三者に開示することがあります。
6, お客様から収集させていただいた個人情報は、当社の新商品・サービス等のご案内に利用させていただきます。
7, メールによる情報、雑誌・書籍・サービスのご案内などは、お客様のご要請があればすみやかに中止いたします。

◆ダイヤモンド社より、弊社および関連会社・広告主からのご案内を送付することがあります。不要の場合は右の□に×をしてください。 不要 □

①本書をお買い上げいただいた理由は？
（新聞や雑誌で知って・タイトルにひかれて・著者や内容に興味がある　など）

②本書についての感想、ご意見などをお聞かせください
（よかったところ、悪かったところ・タイトル・著者・カバーデザイン・価格　など）

③本書のなかで一番よかったところ、心に残ったひと言など

④最近読んで、よかった本・雑誌・記事・HPなどを教えてください

⑤「こんな本があったら絶対に買う」というものがありましたら（解決したい悩みや、解消したい問題など）

⑥あなたのご意見・ご感想を、広告などの書籍のPRに使用してもよろしいですか？

1　実名で可　　2　匿名で可　　3　不可

※ご協力ありがとうございました。

【刑事メンタル】112595●3350

背筋を伸ばす、そして胸を張る。それだけで見た目は数段変わっていく。意識も上を向くのだ。

刑事がちょっと偉そうに見えるのは、そういう心構えでいるからだ。そう思っている人が世の中に多いということは、理に適っているのだ。内心複雑だが……。

若手刑事に顕著に表れるのが姿勢だ。捜査が行き詰まり、悪い状況のときは決まって下を向きながら報告に来る。姿勢を見た瞬間にいい報告ではないことがわかる。だから言うのだ。

「顔を上げて胸張って報告に来い！」

気分が落ち込みがちなときはどうしても下を向きたくなる。オレだってそうだ。しかし、あえて背筋を伸ばし、胸を張って歩いてみよう。**姿勢を変えただけでも気持ちは前向きになる**ものだ。

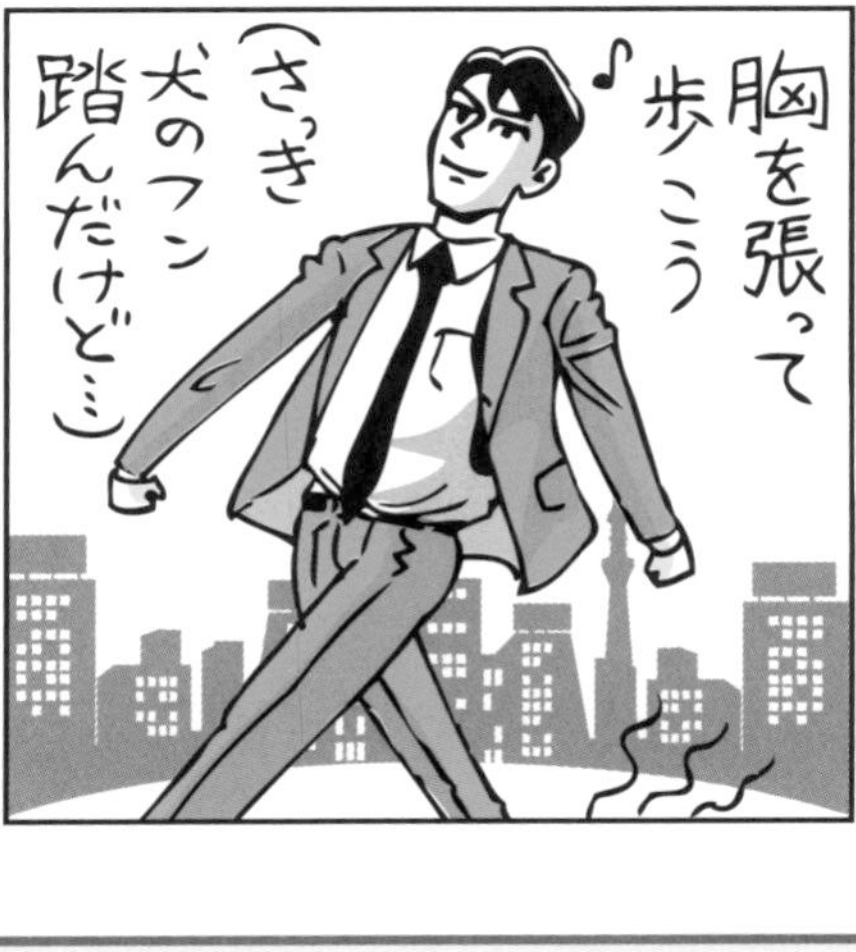
胸を張って歩こう
(さっき犬のフン踏んだけど…)

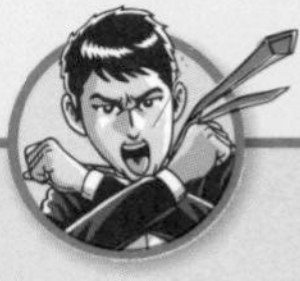

起きてしまったことは変えられない。緊急事態は「座る」に限る

警察において緊急事態は当たり前だ。

「男が刃物を振り回して暴れている！」

「集団で殴り合いの喧嘩をしている！」

「血だらけの人が倒れている！」

こんな通報は年がら年中といえる。まともな神経では耐えられない。強靭な精神力が求められる。

刑事も人の子だ。気持ちが高ぶることもあれば、足が震えることもあるかもしれない。しかし、浮き足立つことは避けたい。冷静な判断ができなくなるからだ。

オレが刑事課長時代、常にそんな環境下にいた。慣れてくるとちょっとやそっとじゃ動じなくなるものだが、そんなときどうしたか？

まずは**ゆっくりとデスクの椅子に腰を下ろす**のだ。そして**深呼吸をしてみる**。周囲のざわめきが一瞬消える。そして、「この事態を乗り切るためにどうしたらいいか？」を考えるのだ。

人は生きていると、さまざまな緊急事態に遭遇する。「寝坊して間に合わない」「仕事でミスをしてクレームが発生」など、あとのことを考えたら逃げたくてたまらないときだ。そんなときは**まずは座ってゆっくり策を練る**ことをお勧めする。プレッシャーに押しつぶされそうなときこそ、気持ちを落ち着かせるのだ。起きたことは変えられないのだから。そう言い聞かせよう。

ただし、目をつむると現実逃避してうっかり寝てしまうこともある。寝不足ならなおさらだ。まぁそれはそれでキミは十分大物だということだから気にしないでくれ。

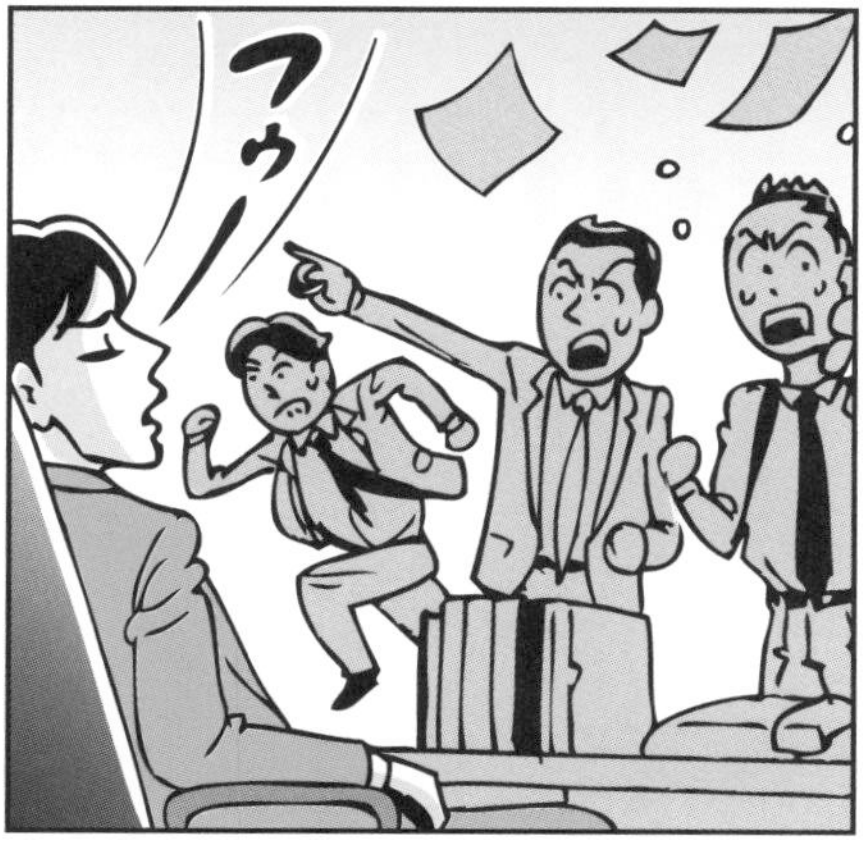

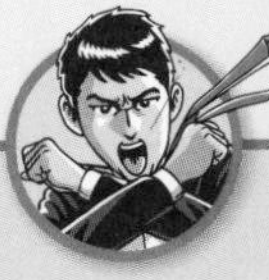

「警察も暇だな！」と暴言を吐かれた。激しくへこんだが見事に撃退した方法

オレも駆け出しのお巡りさんだった時代がある。ちなみに「お巡りさん」とは警察官が地域を「巡回」することから「お巡りさん」と呼ばれるようになった。そのお巡りさんは当然、交通違反の取り締まりも行う。

軽微な違反者には難癖をつけてくる人も多い。人のよさそうな人間が暴言を吐いてくるのだから正直へこむ。

今も忘れないが、バイクによる踏切の一時停止違反で中年男性を捕まえたときのことだ。

「こんな違反で捕まえて警察も暇だな！」

「こんな仕事するためにお巡りになったのか」

「もっと悪いやつを捕まえろ」

……言いたくなる気持ちはわかるが、むちゃくちゃなご意見には心が折れそうになることもある。

しかし、自分の年齢の倍はあるであろう方にこう言ったのだ。

「私にも家族がいますが、あなたにも家族がいると思います。事故であなたの家族を悲しませたくないのです。だから私は今日もここにいます。気を付けて運転してくださいね」

すると、その男性違反者は渋々と帰って行った。

生きていると、理不尽な指示やクレームを受けることがある。そんなときには我慢することも大事かもしれないが、度を越えていたら、**「丁寧に」「相手を思って」「感情的にならずに」**言い返してほしい。意外にわかってくれるものだ。我慢することなんてないのだ。

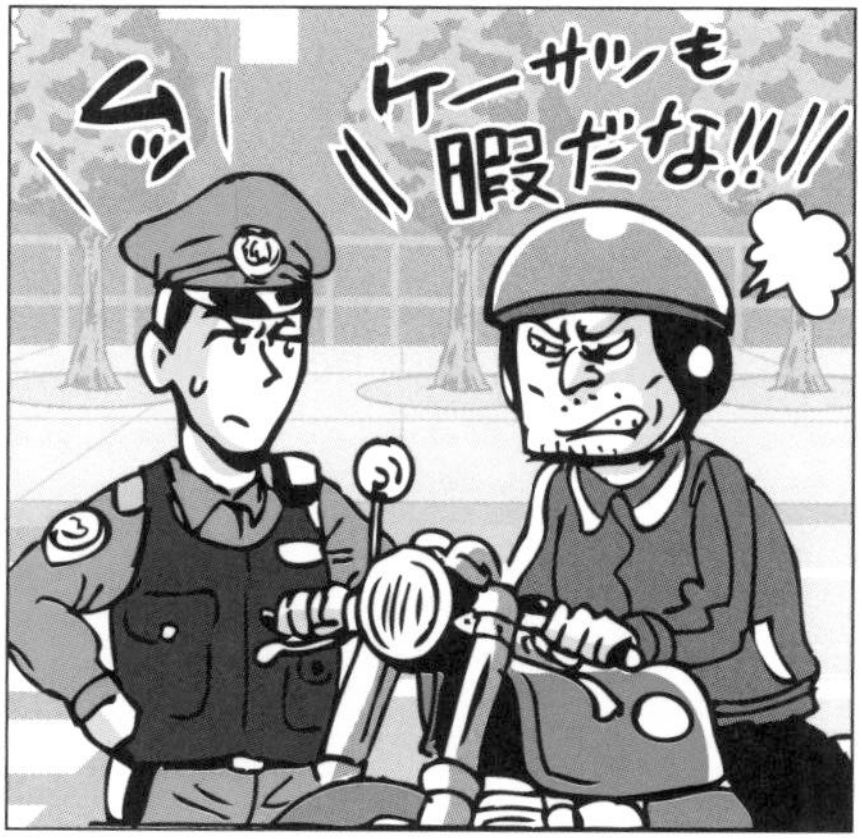

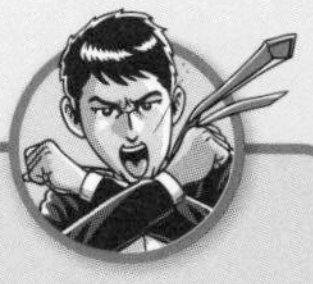

人間の距離は心の距離に比例する。馬が合わないなら擦り寄ってみたまえ

苦手な上司、嫌いな先輩、好きになれない同期、自分にとって合わない人も存在するのが人間社会だ。

オレも刑事時代、苦手な上司がいた。簡単に言うと「馬が合わない」のだ。なぜかオレに対する態度がいらついている。普段から目も合わせようとしない。明らかに嫌い嫌いオーラが出ているのだからタチが悪い。

後で知ったが、どうもオレの態度がでかくて生意気なやつと見られていたようだ。刑事として上司と馬が合わないのは最悪だ。自分の好きなように捜査も展開できない。しかも報告をするたびに、難癖をつけられるのだからたまったもんじゃない。何のための報告なのか、気が滅入ってしまう。

気に入られずにいると、仕事のチェックが厳しくなり時間をとられる。

本来の目的である犯人逮捕が遠ざかるばかりだ。それはどうしても避けたい。

そこでオレは考えた。

「馬が合わないのは馬を知らないからだ。馬（上司）を知るためにあえて相談事で擦り寄ってみよう」

たとえるなら馬の背中をスリスリなでながら、馬との距離を縮める。騎馬警官がいるように、警察官は馬の扱いも得意なのだ。

その上司は最初こそ横柄な態度であったが、少しずつ話しかけてくれるようになり、関係がこの上なくよくなったのだ。

人間の物理的な距離は心の距離に比例するが、自分から擦り寄って距離を縮めれば相手も寄ってくるものではないだろうか。

さぁ、今夜は苦手なアイツに擦り寄ってくれたまえ。

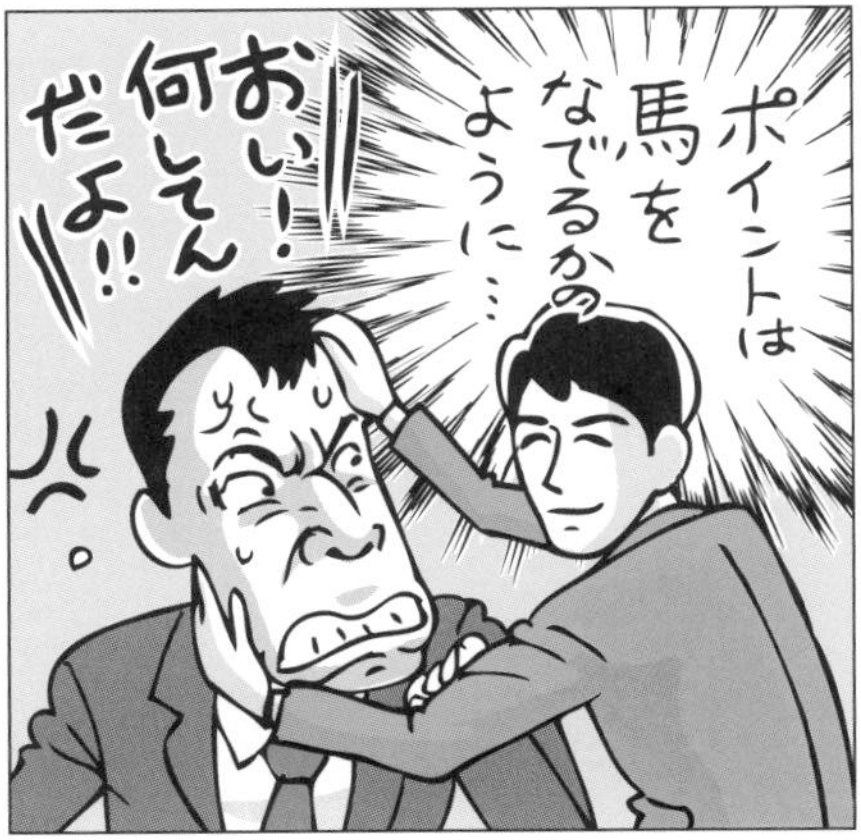
ポイントは馬をなでるかのように…
おい！何してんだよ!!

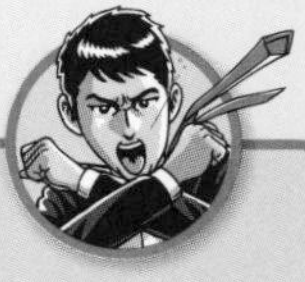

常に最悪な状況を想定しているから、この上なく幸せな「今」を感じられる

テレビニュースで犯罪や事故の映像を見ると、「あぁ、ついてない」「かわいそう」「自分がそこにいなくてよかった」と思う人も多いだろう。

しかし、キミが遭遇する可能性が全くないとはいえない。刑事は常にこう考える。

「もし自分が巻き込まれたら……」

だから、**自分に置き換えて考えてみてほしい**。

交通事故に遭えばまずは痛い思いをしなければならない。

下手したら命を落とすかもしれない。

入院すれば働けなくなるかもしれない。

収入が激減したら食べていけなくなるかもしれない。

後遺症が残る可能性だってある。全くもって負の連鎖だ。「生きていても仕方ない」と落ち込むかもしれない。最悪の出来事だ。

事故だけじゃなく、そうやって世の中には不幸な目に遭う人がたくさんいるのだ。もちろん同情すべき人たちではあるが、一瞬だけ客観視してほしい。

さて、今のキミはどうだろうか？　そこまで不幸だろうか？　**事故に遭った人に比べたら、事件に巻き込まれて傷を負った人から比べたら抱えているのは小さい問題ではないだろうか？**

数年前、暴漢に襲われて下半身不随になったが夢に向かって今も頑張ってる青年をオレは知っている。彼は言っていた。

「命があっただけでもラッキーです。生きてさえいればやれることはありますよね」

キミは不幸な人に申し訳ないくらい幸せだ。だからまだまだ前向きに生きてほしい。今の幸せを感じてほしいのだ。

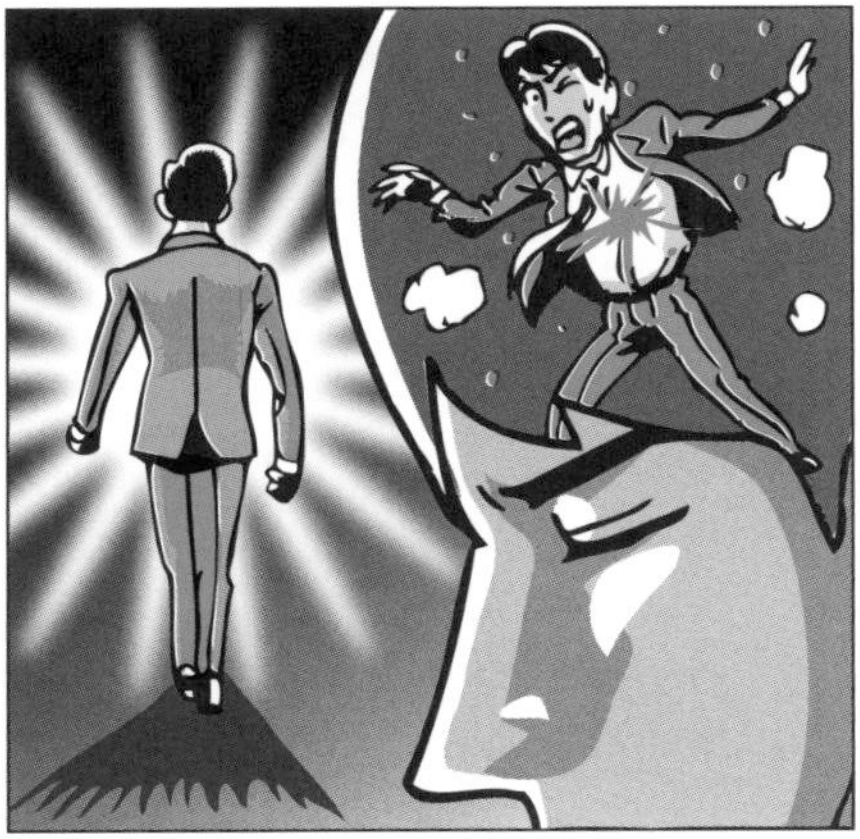

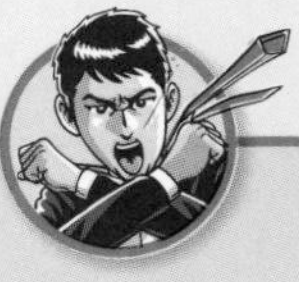

肉体を鍛えることは精神力を磨くこととなり。武道で精神を強化せよ！

警察官になる人間はみんな強いのかというと、もちろんそうではない。まだまだ精神面も幼く、ひ弱な若者も多い。

採用試験の合格後は高校、専門学校卒で約1年、大学卒で約半年の期間、警察学校で厳しい訓練を受ける。朝は点呼、ランニングから始まり、日中はびっしり授業があり、試験もあるので消灯までは勉強だ。今まで遊び呆けていた若者にこれはキツい。入校してしばらくすると夜中に脱走したり、休みで帰省してそのまま帰校せずに退校、なんて話はざらにある。そんな警察官の卵も卒業する頃にはたくましい警察官になるのだ。

では、精神面を鍛えるためにどんな訓練をするのか？

その筆頭は柔道、剣道の武道だ。ご存じのとおり、警察官の活動では時に命をかけて戦う場面がある。

つまり、**昔の侍の精神状態を想定し、それを目指しながら精神を鍛えていく**のだ。まさに切るか、切られるかの世界だ。

具体的には、「技の稽古」と「精神の鍛練」を表裏一体のものとして、相互浸透的に高めていくわけだ。武道の技と精神を少しずつ少しずつ鍛練し続けることで、やがて本当の武士に近づいていく。

現場に出ると暴漢と格闘する場面もあるわけだが、そもそも戦う前に警察官が相手の気迫に負けていてはシャレにならない。**武道を通じて、「相手の気迫に負けない心」を持つことが大事**なのだ。

キミも侍のように心を強くしたいか？　だったら警察署の道場で柔剣道教室などもやっているからぜひ体験してみてほしい。

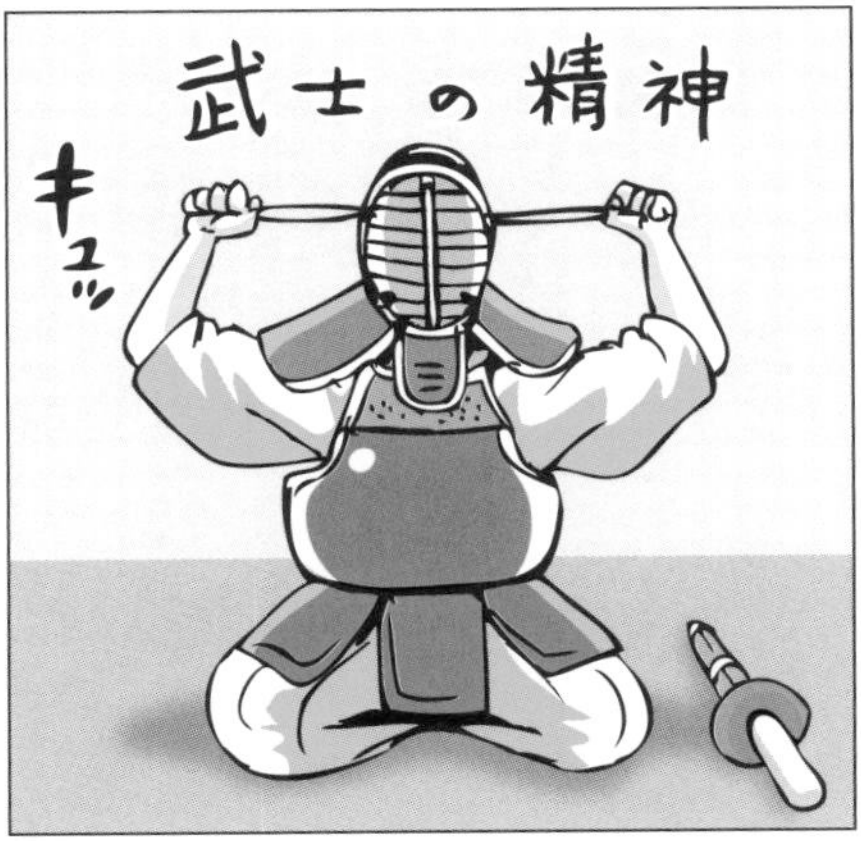

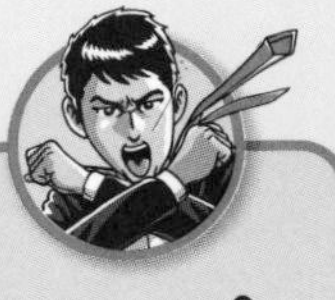

プレッシャーは口に出してぶちまけろ。つらい心の内が解放され、楽になるぜ！

刑事の仕事は常にプレッシャーとの戦いだ。実は検挙件数、検挙率、事件の抑止件数などいわゆるノルマによるプレッシャーもある。ちなみにノルマとは聞こえは悪いが、業務の目標のことだ。警察の仕事はすべて数値目標で管理されているのだ。

特にオレが中間管理職のときは、本部の監察からノルマを定期的に精査されるつらい立場だった。そんなプレッシャーから解放されるためにどうしたか？

簡単だ。**「弱みを口にしてぶちまけてしまっていた」**のだ。

もちろん相手は誰でもいいわけではない。実情を理解している信頼できる部下にだけ自分の弱みをさらけ出した。

「参ったな、ノルマに足りないぞ」

「どうしたらできるんだ？」

「数字が高すぎるぜ」

弱みをぶちまけるだけで気持ちは楽になった。そして気も大きくなった。

「監察クソくらえだ」

おっと、それは口が裂けても言えないが……。

プレッシャーに弱い人は、自分の弱みを「隠そう隠そう」とする。弱みをさらけ出すと、自分が不利になるような気がするが、実はその逆。**弱みをさらけ出してしまったほうが、人は強くなれる**のだ。これは心理学用語でアンダードッグ効果という。人の弱音を聞くと周りの人は応援したくなる現象のことだ。**キミが弱音を吐けば周囲の人はキミのために少しは応援してくれる**だろう。キミもプレッシャーを感じたらぶちまけろ。つらい心の内が解放され、楽になるぜ！

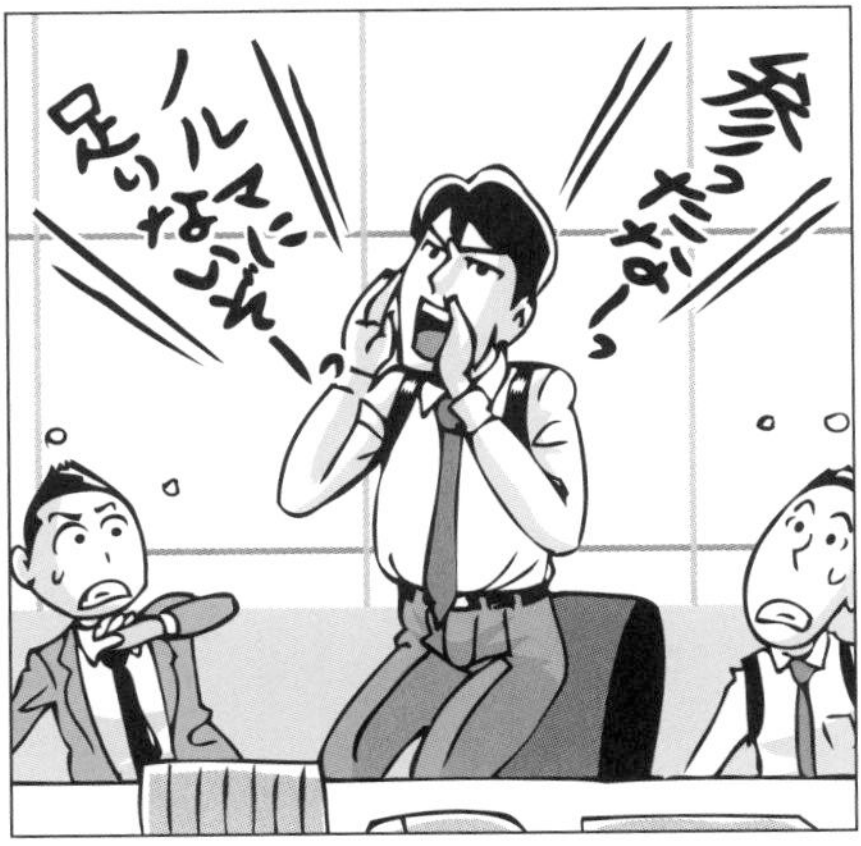

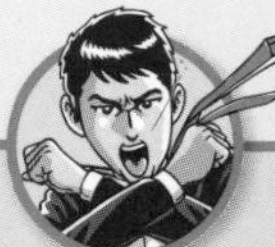

制服警察官は雨の日に傘を差さない。両手を空けておくことで安心感を得る

交番の警察官は制服勤務が基本だ。当直勤務は24時間で警戒活動に当たっている。過去には銀行強盗の現場に急行して警察官が猟銃で撃たれた事件があった。

常に身の危険を感じて勤務しているのが警察官だ。キミも自分がターゲットになりうるとしたら怖いに違いない。警察官は少なからずそんな心理的な不安も持ち合わせているのだ。

ところで、交番の警察官は過去の事例から銀行強盗の警戒のため、銀行回りをすることがある。銀行といえば、「晴れの日に傘を貸して、雨の日には傘をとりあげる」という言葉を聞いたことがあるだろう。

一方、警察では**「警察官は雨の日に傘を差さない」**という決まりがあるのをご存じだろうか。キミも街中で警察官が傘を差しているのを見たことがないと思う。

雨での活動はカッパ着用が基本だ。これにはちゃんとした理由がある。傘を差さなければ、両手は常に空いた状態になる。

つまり、**不意の出来事に対処するために傘を差さない**のだ。

だから手錠、警棒、無線などの装備品も全部腰回りに装着している。私服の刑事も拳銃は上着の下にホルダーで吊って所持している。すぐに取り出せるようにしているのだ。とっさに対応できるように**両手を開けておくと、安心感を得られる**のだ。

もしキミがビジネスバッグを持っているとしたら、リュックサックのタイプに変えてみたらどうだ。両手はフリーになる。仮に駅に貧血で倒れそうな若い女性がいてもしっかり支えてあげられる。これはちょっとしたヒーローだ。なかなかカッコいい。悪くないと思うがどうだろう。

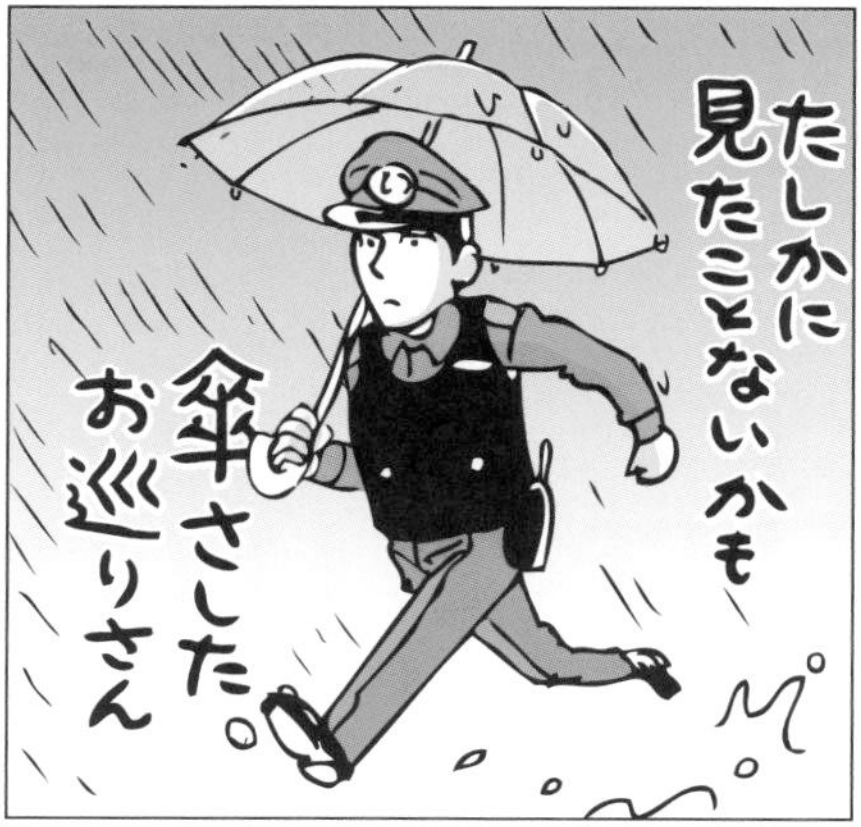
たしかに
見たことないかも
傘さした
お巡りさん

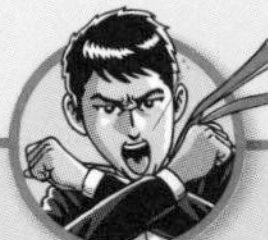

たった一度が命とり。薬物だけは手を出したらいかんのだ

刑事ドラマでよく見かけるシーンがある。ガサ入れで白い粉の袋を見つけた刑事が袋を破り、小指を入れて粉をなめる。そして言うのだ。

「これはシャブだな」

ちなみにシャブとは覚せい剤だ。骨をもしゃぶりつくすという意味から「シャブ」と隠語で使われている。

しかし、よく考えてほしい。シャブをなめたら覚せい剤の使用罪で捕まる。おまけにどんな薬なのかもわからないのにいきなりなめる刑事はとんでもなく勇気がある。最悪、薬物中毒で死ぬ。それこそ「あぶない刑事《デカ》」だ。ドラマのようなことはしない。薬物の捜査では刑事も細心の注意を払っているものだ。

それはさておき、薬物といえば、芸能人や著名人が捕まったというニュースをよく見るだろう。薬物に手を出した理由は「曲作りができなくて」「仕事のストレスで」「疲れていて」など心の弱さに起因することが多い。

しかし、のりピーは職務質問をくらったが警察をけちらしてその後行方不明になった。ＡＳＫＡは尿検査でお茶を尿代わりに提出した。古くは勝新太郎が空港で「気付いたらパンツの中に薬物が入っていた」と語りやがった。やることが大胆で心が弱いように思えないのはオレだけだろうか。

薬物に手を出してもいいことはない。やらないに越したことはないぞ。オレも刑事として薬物で人生を壊した人をたくさん見てきた。「最初の一回をやらなければ……」と、皆が口をそろえて言う。とにかく最初が肝心だ。薬物は依存性が強くやめられないからだ。心が弱いときこそ注意が必要だ。**「たった一度が命とり」**、肝に銘じてほしい。

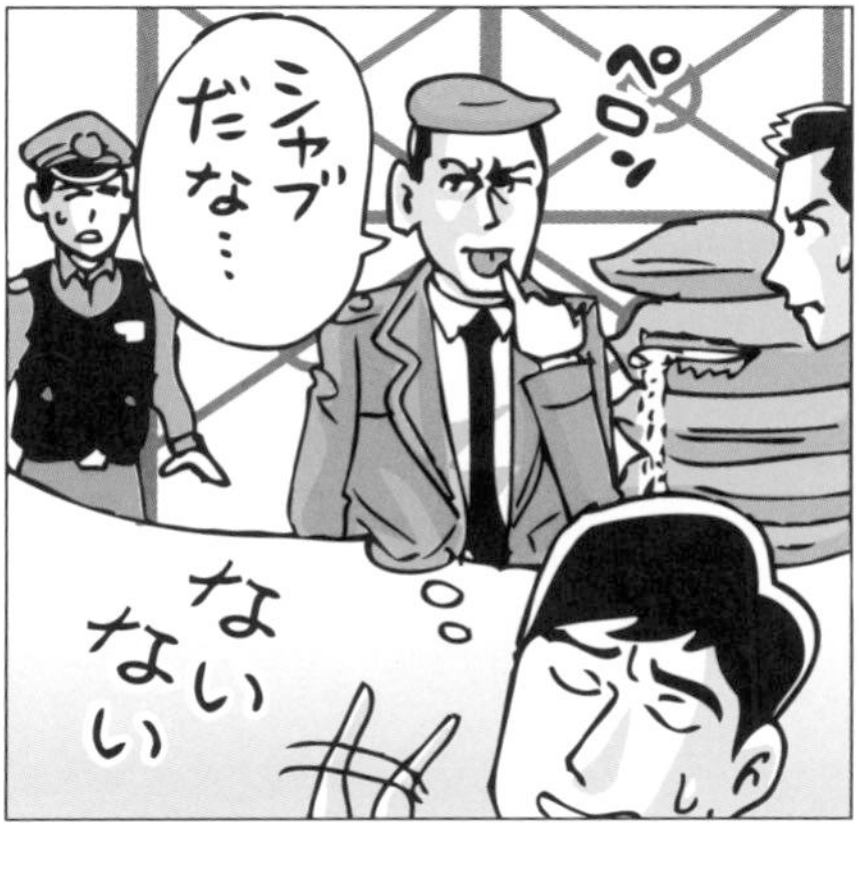

世の中、詐欺だらけ!!「俺は騙されない!」なんて変な自信は捨てるのだ

いまだに詐欺の被害が後を絶たない。警察では特殊詐欺(オレオレ詐欺やキャッシュカード詐欺盗の総称)の発生状況について毎年統計をとっている。全国では2019年まで8年連続でなんと300億円超の被害がある。これは警察に届け出があり、表に出た金額なので届け出をしない人や未遂も含めたら、この1・5倍、いや2倍の可能性もある。この世の中、詐欺が蔓延しているのだ。

「これだけ世の中が騒いでいるのになぜ騙される人がいるのでしょうか?」。講演先で参加者からよく聞かれる。大きな原因のひとつは我が国が高齢化社会であるということだ。被害に遭った方の80%以上が65歳以上の高齢者なのだ。人間は年齢を重ねると判断能力が落ちたり、思い込みが激しくなったり、騙されやすくなる。

また、高齢者ほど備えとしてお金を蓄えているので騙されやすい条件を持ち合わせているといっても過言ではないのだ。とはいえ、インターネットが当たり前になった

世の中では高齢者だけでなく、若者も騙されているので注意が必要だ。

いわゆる特殊詐欺が世の中に現れ始めたのは2003年。当時、オレは某警察署の刑事課長をしていたが、衝撃を受けたのが当時出始めたばかりの架空請求詐欺だった。ある日、管内に住むおじいちゃんが警察署に相談に来たのだ。「変なハガキが送られてきたんだけど心あたりがない。どうしたらいいかね？」。持参したハガキを見ると裏面に

・アダルトサイトに登録した際の登録料が未納になっている
・○月○日までに振り込まないと裁判になる
・ついては△△の預金口座に□月□日までに振り込んでほしい
・請求金額は1万9800円（税込）

と、印刷してあった。よく調べると他にも同様のハガキが全国に大量に郵送されており、表面には電話帳から抜粋した住所と名前を印刷していたことがわかった。その後、振込先の預金口座元帳を銀行から入手して精査したところ、全国から数百名の男性が1万9800円を振り込んでいた。心あたりのある男性が多かったということだが……。そして、ある一定の金額になるとATMから数百万円単位でごっそり引き出されていた。当時は出始めたばかりの詐欺で金融機関ではなんら対策をとっていな

かったのでATMの払い戻し限度額もない。

また、預金口座を凍結することもできなかったため、犯人にとってはやりたい放題の時代だった。そんな手口を初めて見た我々は「これは賢い」と感心したのを覚えている。いや、感心している場合ではないのだが、「悪知恵は我々の想像を超えてくる」というのを目の当たりにした事案だったのだ。これは今では電子メールやショートメールで頻繁に行われている架空請求詐欺の古典的な手口だが、当時は騙された人がたくさんいた。犯人グループも次から次へとやりたい放題だった。

その後、警察当局と金融機関の間で議論を重ね、法的にも対策を講じたため、一度に引き出せる額なども制限され、今のように自分の預金口座からお金を下ろすのですら、大変な時代になってしまったわけだ。

しかしあれから10数年を経て、いまだに騙される人がいるのはなぜだろうか?

もうひとつの理由は「犯人グループが年々、騙す技術を向上させている」ことだ。やつらは商売なので「どうしたらうまく騙せるか」「どうしたら捕まらないか」を念頭に置き、失敗と成功を繰り返しながらスキルアップしている。警察に捕まることは失敗だが、そこには必ず失敗の原因がある。つまり、その点を改善したらもっと巧妙に騙せるし、捕まらないように改善することができる。現在は完全な分業制で1人を捕まえても主犯格には絶対にたどり着けないような組織体制になってきた。これも捕まらないために編み出してきた彼らの策というわけだ。それだけの能力があれば普通の仕事をしても稼げると思うのだが……。

さて、それではこういった詐欺の被害に遭わないためにはどうしたらいいか？

私は講演に行った先で「自分は絶対に騙されないと自信のある方は手を挙げてください」と挙手を求める。会場でパラパラと手を挙げる人がいる。そのときに「今、手を挙げた人は騙される可能性が高いです！　気を付けて！」と忠告するのだ。

実は騙された後で警察署に来ると「まさか私が騙されるとは思わなかった」という人が多いのだ。つまり「騙されない」という根拠のない自信が油断となり、騙されるというわけだ。騙される人に限って「私はお金がないから大丈夫」「オレが騙されるはずがない」などと根拠のない自信を持っていたりするものだ。

明日は我が身、絶対に騙されないということはあり得ない。魔の手はいつキミに襲いかかるかわからない。変な自信を持たずに日頃から備えておくことが重要なのだ。

第3章

刑事はポジティブ思考の天才！心をコントロールする元気100倍アップの方法

刑事は「使命感」が強い。
通常の人間よりタフではあるだろうが、
それだけでは心を保っていられない。

みんなに自信はあるだろうか。
何かに向かっているうちはいい。
だが、その道の険しさや長い道のり、障害にひっかかり、
挫折することもあるだろう。
自信にあふれている人間なんてそうはいない。

刑事は、困難な道のりをどう乗り切っているのか?
笑う。バカになる。豪快になる。

ある意味、人間らしさをおおげさに表現できているのかもしれない。

そして、イメージを大事にしている。
仕事がら、常にシミュレーションしているのも関係しているだろう。

犯人の動機は何か？
逃走経路は？
どうやったら、落とせるか？

究極の妄想の達人である。
その妄想もまた、果てしなくポジティブだ。

本章は、自信がなくてネガティブ思考になりがちな人に送りたい。
失敗を笑い話に変える。デカい声であえて話す。
ポジティブネタを拾うネゴシエーターも参考にしてほしい。
刑事はポジティブ思考の天才なのだ。

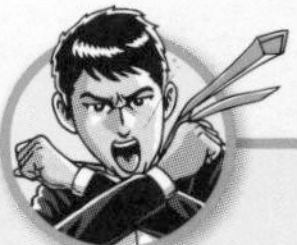

ネゴシエーターの交渉術に秘策アリ。ポジティブネタを拾う訓練をしたまえ

捜査一課特殊班は人質立てこもり事件などを担当する部署だ。ここにはネゴシエーター（交渉人）の刑事がいる。

彼らは人質救出という人命をかけた交渉をするために、警察大学校で特別な専門教育を受ける。そこで学ぶのは立てこもったホシの心理状態についてだ。ちなみにホシとは容疑者のことで「目星がつく」からきた隠語だ。動機はなんであれ、そんな大事件を引き起こした者の心理はネガティブ要素でいっぱいだ。

心理状態が下降すれば下降するほど、人質に命の危機が迫る。

つまり、ネゴシエーターにはホシのメンタルをネガティブからポジティブに変換して投降させる技術が必要になるというわけだ。

どうしたらそれができるか？　**現場に落ちているポジティブネタを片っ端**

から拾い集めてホシにぶつけるのだ。

たとえば、「捕まれば刑務所に入るぞ」はネガティブネタになるので拾ってはならない。

「今投降したら罪は軽い」はＯＫだ。

「人質は元気なんだな。キミのおかげだ」、これもいい。

「投降したら両親もきっと喜ぶ」もポジティブネタだ。

このように立てこもり事件のような極めてネガティブな現場にでもポジティブネタは転がっている。それを拾い集めることができるかがポジティブ思考への第一歩なのだ。

キミがもしネガティブ人間なら**ポジティブネタを拾う訓練をしたらいい**と思う。目を凝らして探せば必ず見つかるもんだぜ。

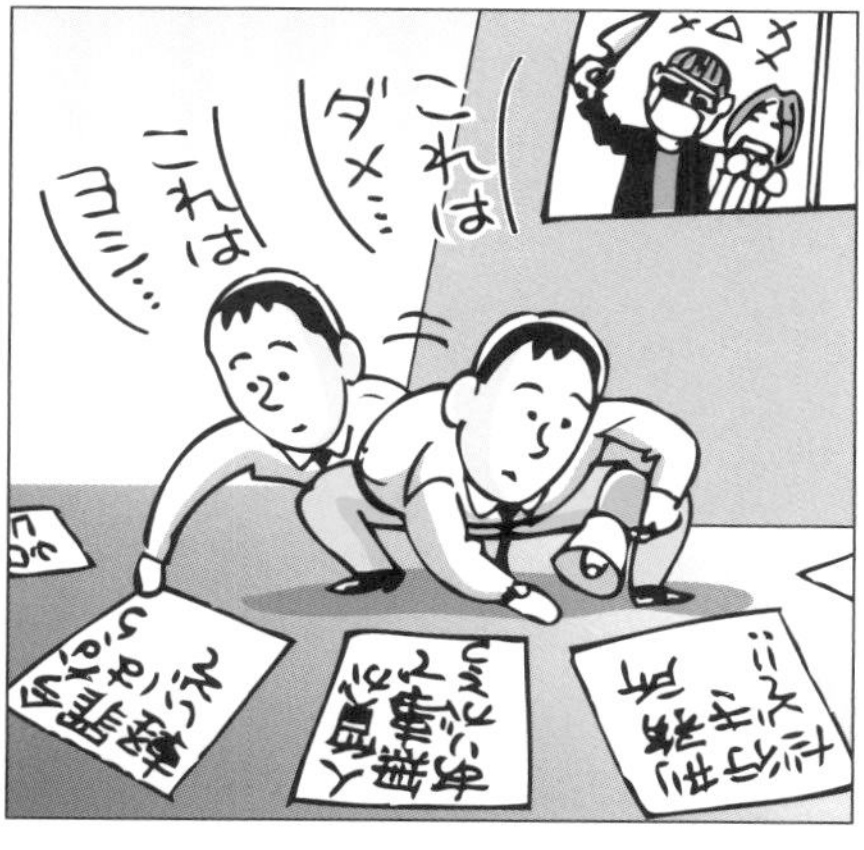

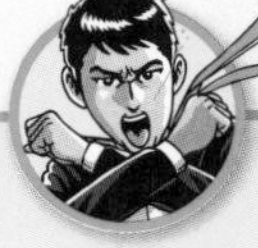

ヤクザ担当刑事はパンチパーマにひげ面。恰好から入るって、大事なんだぜ！

警察署の刑事課に行くとそっち系の人じゃないかという人がデスクに座っている。

「あの方は……？」

「刑事です」

笑い話ではないが、そんな話をよく聞く。あまりにも風体がヤクザに似ていたので聞いたが、実は刑事だったというわけだ。

刑事の中でもヤクザ担当の刑事はどちらかというとそっち系に似ている。これは身内から見てもそう思う。中には元々そっち側の人間だったんじゃないかというやつもいるから、何を基準に選んでいるのか不思議ではある。

パンチパーマにしたり、ごっつい指輪をしたり、ひげを生やしたり、いかつい感じが全くもってそっくりなのだ。

本人が好きでそうしているのだろうが、ある意味**ハッタリもかましている**わけだ。オレが駆け出し刑事だった頃、先輩刑事に連れられてそっち系の事務所に行ったことがある。若い衆がお茶を出してくれて親分とも話をした。初めての経験でビビらなかったと言ったらウソになる。

それなりに緊張もした。しかしそれを相手に見せるわけにはいかない。だから横柄な態度をとり、わかったような口の聞き方をしてみたものだ。

自分に箔を付けたければ見た目だけでも変えてみるのはどうだろうか。

きっと周囲の人たちのキミを見る目は変わる。断言できる。**第一印象で心をつかむ**のだ。パンチパーマのうまい床屋ならいつでも紹介しよう。

やるなら今日だ！

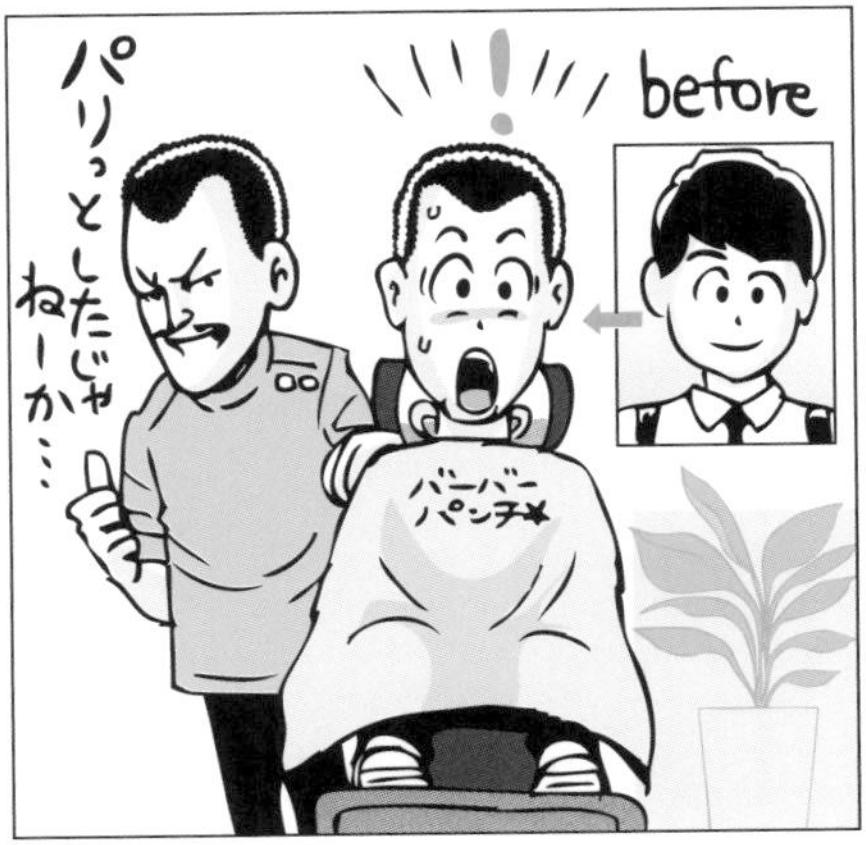

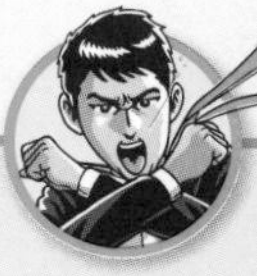

取り調べのカツ丼に隠された真実……。終わったら大盛りで食ったるぞ！

刑事ドラマの取り調べでよく見るシーンがある。「カツ丼食べるか？」と刑事が犯人に勧めるあれだ。

実は刑事がごちそうするわけではなく、容疑者の自腹だということを知っているだろうか。

実際は事前に「お金は持ってるよね？」と確認したうえで近くの蕎麦屋に注文している。そしてまた、そんな刑事も朝から忙しくて何も食べていないことがある。

「オレもカツ丼食いてえな……」とうらやましく思いながら犯人が食べる姿を見ている刑事もいる。そのとき思うのだ。

「オレもこいつを自供させたら大盛りのカツ丼食ったるぞ！」

何が言いたいか。**つらいときや我慢しているときこそ、楽しみを見つけて**

頑張ることだ。食べることだけじゃない。**自分の楽しみ、自分が頑張れるネタを目の前にぶら下げたらいい**のだ。

相手をうらやましく思うなら、それを自分の将来の楽しみにしたらもう少し頑張れる。人間なんて単純な生き物なのだ。

ちなみに、カツ丼を注文して完食するやつはこれまで見たことがない。そもそも朝から警察に呼ばれてカツ丼をガツガツ完食するようなやつは、真犯人ではない。ひと口ふた口で食べるのをやめて、「もう下げてください」と言うのがだいたい真犯人だ。誰しも朝から警察に呼ばれたら何を聞かれるか、今後どうなるのかがとても不安で食事も喉を通らないからだ。

残したカツ丼をどうするかって？　それは想像におまかせしよう。

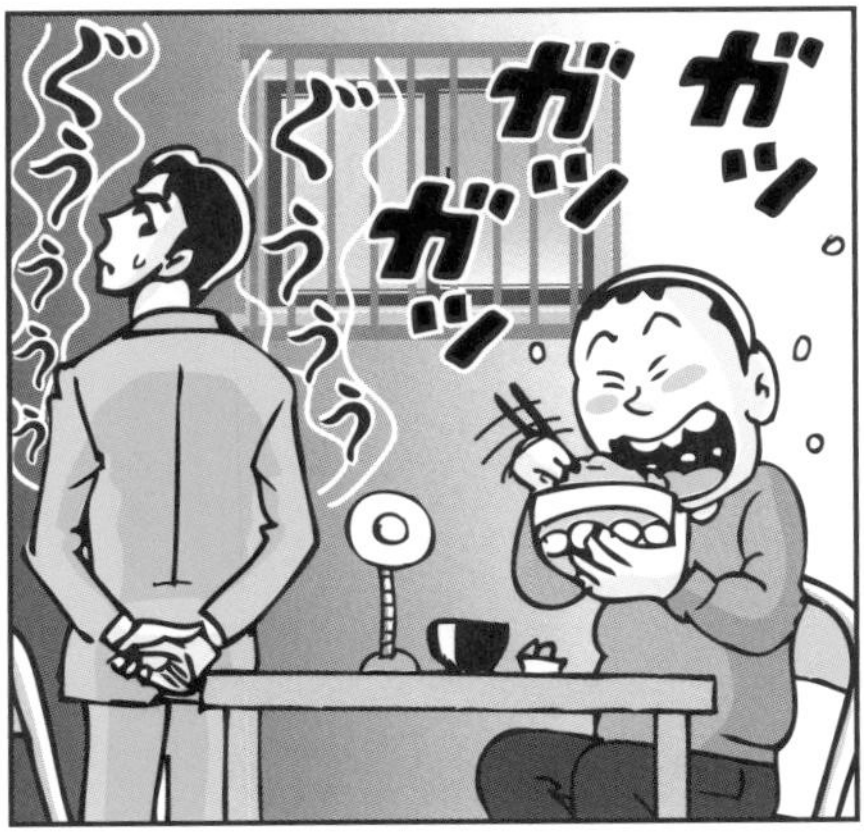

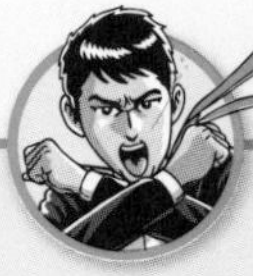

犯人を捕まえるだけが「パクる」じゃない。いいものはどんどんパクりたまえ！

刑事ドラマに憧れて刑事になる者は多い。「踊る大捜査線」「古畑任三郎」「相棒」などに影響され、「オレもこんな刑事になりたい！」と熱い思いを抱く。やはり、テレビドラマが一番身近なので、将来の夢への影響を受けやすいというわけだ。

しかし、刑事になると実際にはドラマのように1時間で犯人をパクる（捕まえる）ような事件はないことに気付き、見事に現実に引き戻される。理想と現実は違う。思うようにいかないことなんてざらにあるのだ。

住む世界は違えど、憧れと現実とのギャップに辟易して挫折する人も多いのではないか。そんなときは、**誰かを真似ることから始めてほしい**。映画や漫画の憧れの人物でも全然構わないのだ。

オレが刑事になった頃、「踊る大捜査線」が大人気だった。主人公の青島刑事が叫ぶシーンがあった。

「事件は会議室で起きてるんじゃない！　現場で起きてるんだ！」

「刑事は被害者の無念を晴らすために現場で仕事をする、上の面目なんかクソくらえだ！」という声。現場で戦う刑事にとって、こりゃ響いた。

「青島、いいねぇ!!」。

刑事ドラマではあるが、熱い青島に憧れたものだ。嫌いな人の所作をパクる必要はないが、熱量を持っている人と同じ気持ちで行動すると、自分の実力もなんとなく上向いてくるように感じるから不思議なものだ。

自分に自信がなかったら熱量を持った人を見つけてパクってみてほしい。モチベーションが上がってくるはずだ！

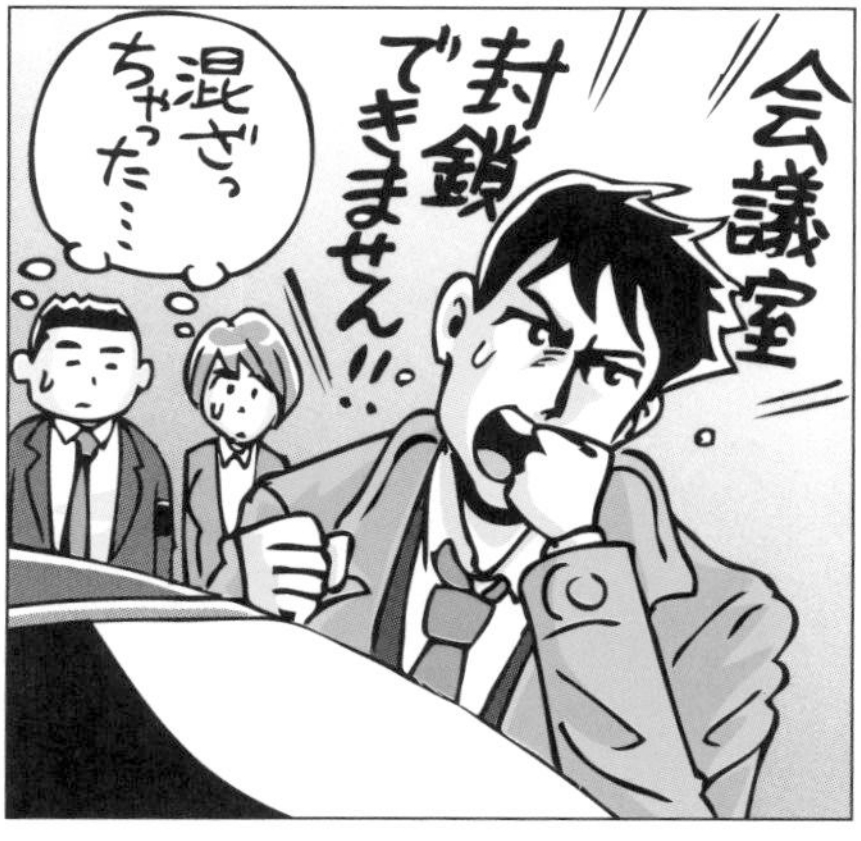

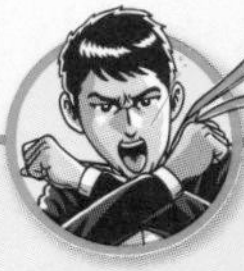

成功した自分をイメージしまくる。ただし、妄想しすぎに注意したまえ！

刑事は難事件といわれる事件ほどやりがいを感じ、苦労に苦労を重ねて犯人にたどり着く。そして犯人の手に手錠をかけたときに達成感（エクスタシー）を感じるものだ。ＳかＭかでいうと、ある意味、Ｍっ気のある人間が多いかもしれない。

実は刑事には自分の仕事の達成感を感じるもうひとつの場面がある。容疑者検挙の際のテレビ、新聞などマスコミの報道だ。大きな事件ほど新聞は紙面を割くし、テレビのニュースでも繰り返し報道される。社会に自分の仕事の成果が認められた瞬間だとも言える。

オレもまた捜査で難題にぶつかったとき、マスコミが検挙を大々的に報じ「これ、オレがやった事件だぞ！」と誇らしく話す自分をイメージした。そのうえで被害者に検挙した旨を電話で報告する自分もイメージしてみる。

「○○さん、やっと犯人を捕まえました！」

つまり、**成功体験をイメージしてみる**わけだ。そうすると現実がどんどん近づいていく。刑事はあらゆるシミュレーションをして捜査に当たるので、妄想の達人でもあるのだ。

人生においては結果を出さなければいけないときが必ずくる。そんなとき、成功した自分をイメージしてもらいたい。きっとうまくいくはずだ。ネガティブなイメージが浮かぶ人は、**目標を達成したときの快感を頭の中で描く**のだ！「俺はやったぞ！」とガッツポーズをしてリアル感も出してみるといい。

ただし、妄想しすぎで、「あ、夢だったのか」とがっかりする朝が突然来ることもあるから注意してくれ。

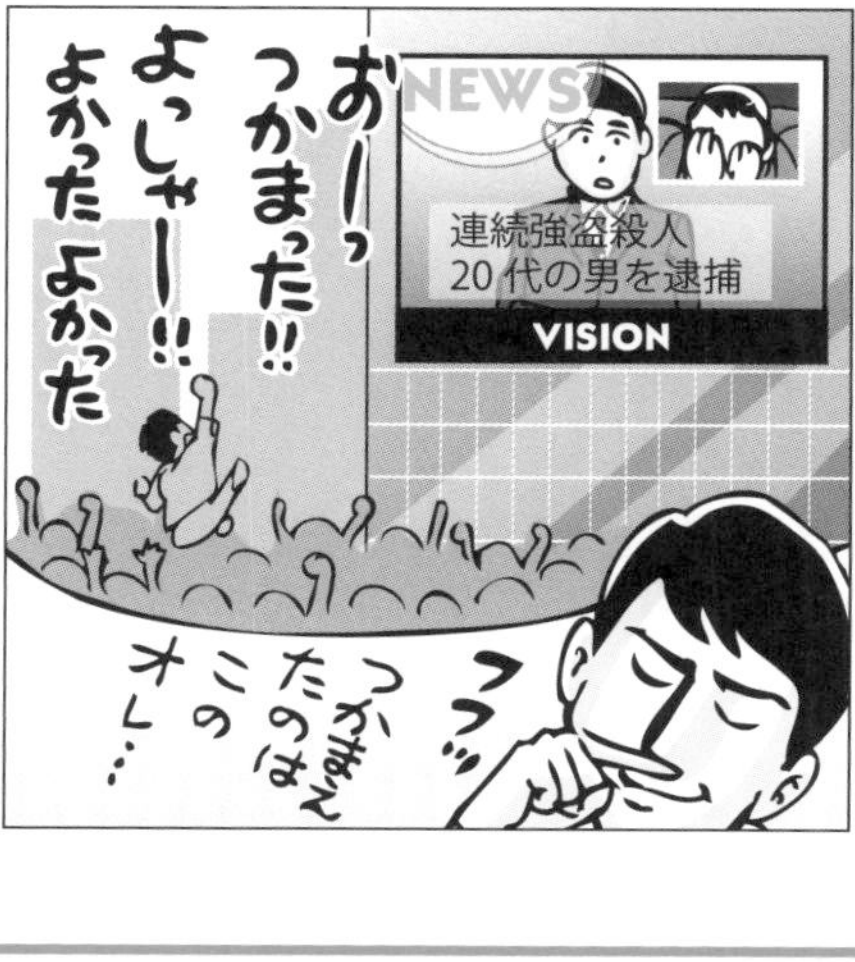
NEWS
連続強盗殺人
20代の男を逮捕
VISION
おーっ
つかまった!!
よっしゃー!!
よかったよかった
フフッ
つかまえたのは
このオレ…

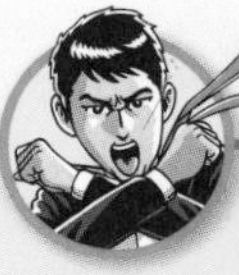

DJポリスに学ぶ人を動かす所作。人の行動をコントロールする発声法

人は自信がないと声が小さくなる。そして、高くなって上ずり、早口になる。

これはオレが多数の犯罪者を取り調べた結果、わかったことでもある。やましいことがあったり、ウソをついたりするとそんな声になるのだ。自信のない人間特有の特徴かもしれない。

では、自信がないときは逆にどうしたら自信があるように見えるのか？

大きな声で話すことだ。生まれつき声のデカい人はリーダーとしてそもそも資質があるそうだ。

声がデカければ注目を浴びるし、人の行動もコントロールできる。

そして**低い声は相手の心に響く。**さらに**ゆっくり話すことで相手に言いたいことが理解される**のだ。

東京・渋谷駅のスクランブル交差点で軽妙なアナウンスで人々を誘導して有名になった「ＤＪポリス」。２０１３年６月４日、ワールドカップ・アジア予選でサッカー日本代表がオーストラリア戦で引き分けてワールドカップ出場を決めた際の対応がきっかけで、警視庁機動隊員についた愛称だ。

彼らはどのように選ばれているか知っているだろうか？

オレも機動隊で選抜する立場だったが声が大きくて低い警察官を選ぶ。**人の行動を制御するためにも声は重要な役割を担っている**からだ。

拡声器を使っているから声の大きさは関係ないだろうって？　選んだことのあるオレが言うのだから間違いない。

自信がないときこそ、デカい声を出して伝えてみよう。相手の反応は変わるはずだ。

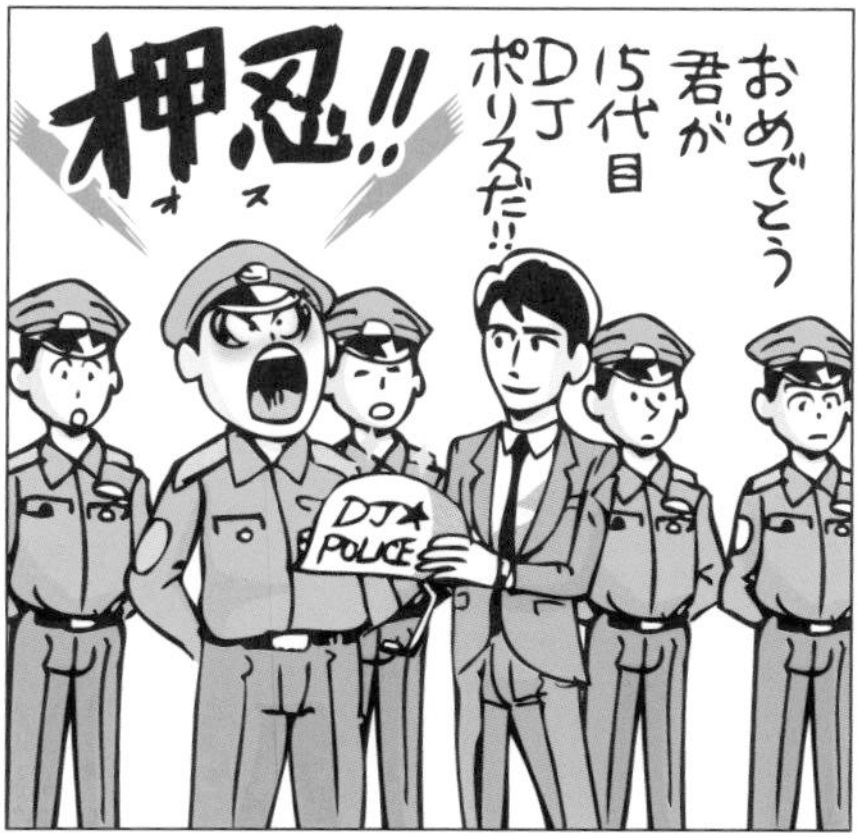
おめでとう 君が 15代目 DJポリスだ!!
押忍《オス》!!
DJ★ POLICE

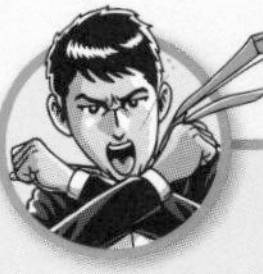

とんでもない失敗を笑い話に変えると、心が晴れて心の負担が軽くなる

人間は誰しも失敗をする。もちろん刑事だって失敗をすることがある。

30年以上前の話なので時効だから書こう。それはオレが見習い刑事の頃だった。聞き込み捜査中のランチで寄ったラーメン屋が舞台だ。スーツの上着を店内に忘れたのだ。いや、上着だけならよかったが、内ポケットにはなんと警察手帳が入っていたのだ。

上着を忘れたことを思い出した瞬間、頭が真っ白になった。

「まずい!!」

捜査用車両でかっとばしてラーメン屋に戻った。その道中、同僚は「大丈夫ですよ。ありますよ」と気楽なもんだ。上着はそのままの状態で座敷に置いてあった。すぐに上着をまさぐると、警察手帳は無事だった。

「うわ、よかったぁ……（涙）」

警察手帳が他人の手に渡り悪用されたら、懲戒処分では済まず、世間にさらされる可能性がある。

「もし警察手帳を利用して誘拐事件が起きたら、強盗に入られたら……」

どれだけ大変かわかってもらえるだろう。

この失敗は後に語り草《ぐさ》になり、刑事仲間の間では笑い話として話すようになった。なくなっていたら……そんな話はしたくない。

そう。**失敗とはたいてい笑い話になるものばかりだ。あなたが間抜けだから失敗する**のだ。**笑い話にしてしまうと心の負担は軽くなる。**

失敗したら誰かに面白おかしく話してみたらいい。心が晴れるはずだ。

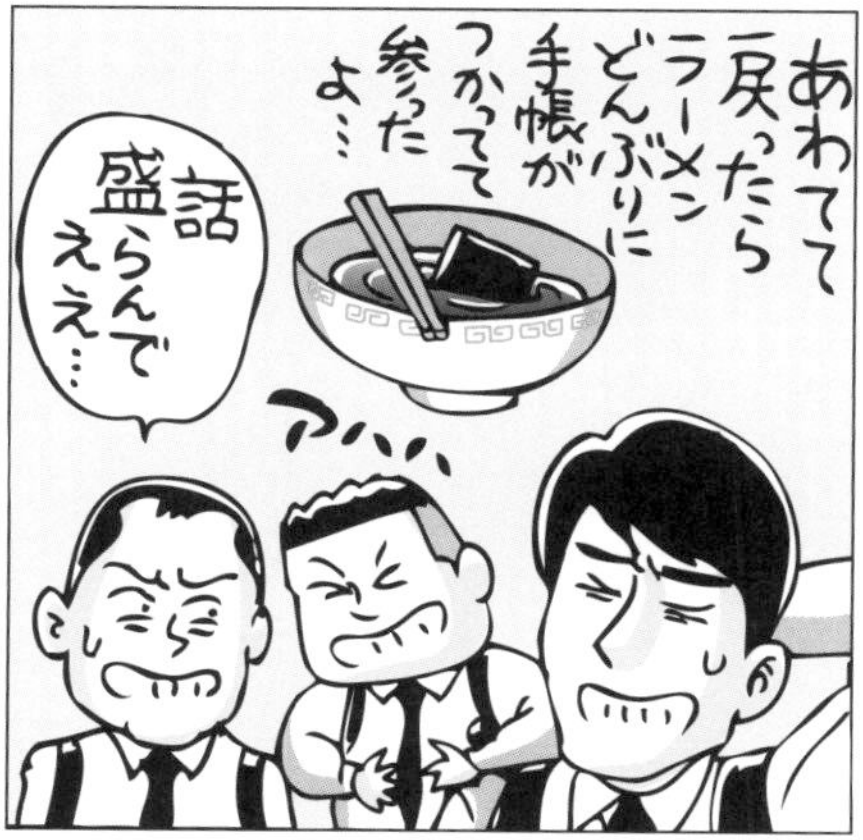
あわてて戻ったらラーメンどんぶりに手帳がつかってて参ったよ…
アハハ
話盛らんでええ…

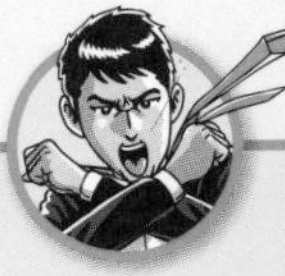

バカになれ！ 規格外の行動で大胆なことを躊躇なくできる

今の世の中がそうさせるのか。バカなことをする人が少なくなったように思うのはオレだけだろうか。

周囲の目を気にしすぎるため、自分を抑え、警察官のように常に心に制服を着ている人がいる。

ご存じのように警察官は法の執行者だ。したがって、法律や規則など社会のルールを守る立場にある。

つまり国民、市民の模範とならなければならないので日常すら緊張感との戦いだ。しかし、過敏になりすぎるとメンタルのすさみにつながる。

それを防ぐために警察官はどうしているのか？ **時にはバカになる**のだ。若い隊員が多い機動隊の懇親旅行では被り物にパンツ一丁で踊る者もいる。

徹底的にバカになれ！　バカはいいぞ〜。いいこと尽くしだ。

・人前でバカになることで周囲から目立つので認識されやすくなる。

・顔と名前を覚えてもらえる。

・なんだか楽しい人という好印象も与えられる。

そのため周囲とコミュニケーションがとりやすくなる。キミにとってメリットは大きいのだ。それが人間的魅力に変わる。

規格外の行動をとっていると大胆なことを平然とできるようにもなる。慣れてくるからだ。

普段、真面目な人ほど時にはバカになってほしい。周りの目なんて気にするな。

ただし、本当のバカ？　と思われるかどうかは紙一重でもある。何事もほどほどがいい。バカになるときは気を付けてくれたまえ。

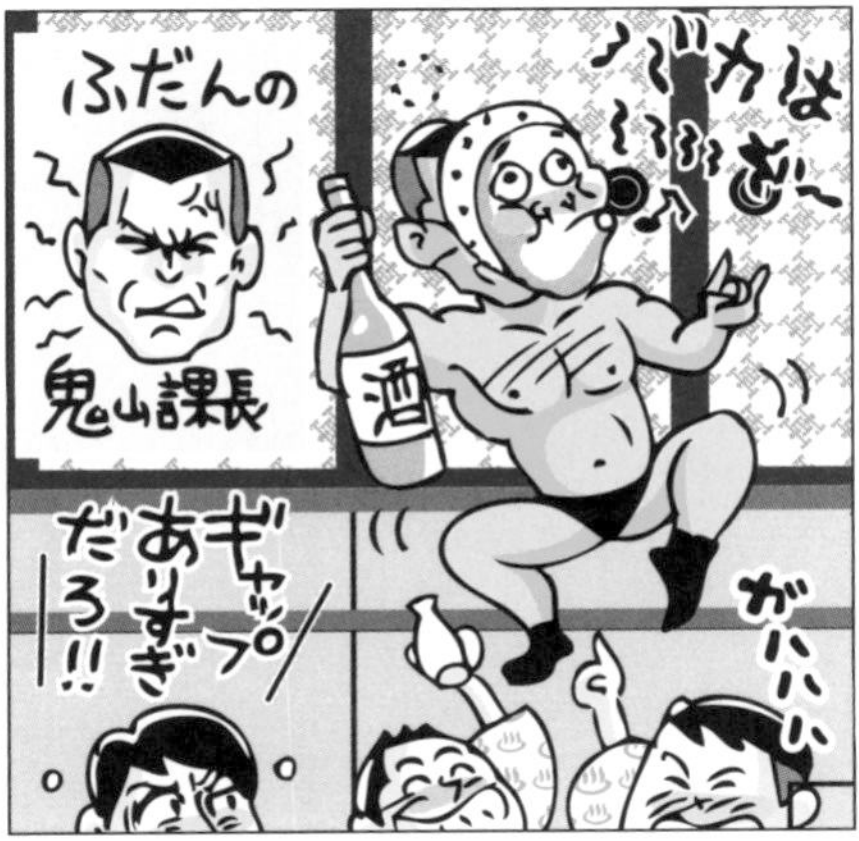

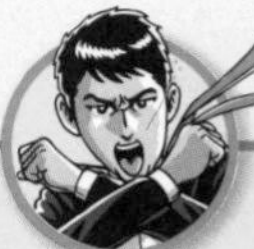

勝負前は「オレ（私）はできる！」×3回！意識を高めて呪文を唱えよ！

警察は階級社会だ。毎年定期的に行われる厳格な昇任試験によって昇級する。だから警察官はいくつになっても仕事をしながら、六法全書を片手に試験勉強をする。意外と勉強家なのだ。そして、オレは自慢じゃないが同期生の中ではトップで警部まで昇進した。

しかし、試験本番を迎えるとさすがに不安になる。

「実力が発揮できるだろうか……」

そこで本番直前にオレが必ずやっていたことがある。筆記試験で問題が配布されたとき、また面接試験では待合室で順番を待っているときに**「オレ（私）はできる!!」と何度も呪文のように唱える**のだ。少なくとも3回以上は唱える。

「オレ（私）はできる！　オレ（私）はできる！　オレ（私）はできる！」

そう念じることで潜在意識に働きかける。頭も冴えるし、試験に集中できたものだ。実はこれは脳科学の世界でも証明されている「網様体《もうようたい》賦《ふ》活系《かっけい》」の働きによるものだ。

本番前に呪文を唱えると、集中力だけでなく、インスピレーションの向上にもつながる。人間の脳は見たり、聞いたりした情報を取捨選択して必要な情報だけを選んでいる。本番前にその内容に対して意識を高めることで、得られる情報の量や質を高めることができるのだ。

キミも大事な場面で不安になったら、**「オレ（私）はできる!!」**と唱えてほしい。信じる者は救われるぜ。

ただし、ひざまずいて祈るのはやめよう。キミの不安はなくなるが、キミを見た周囲の人が不安になるからな。

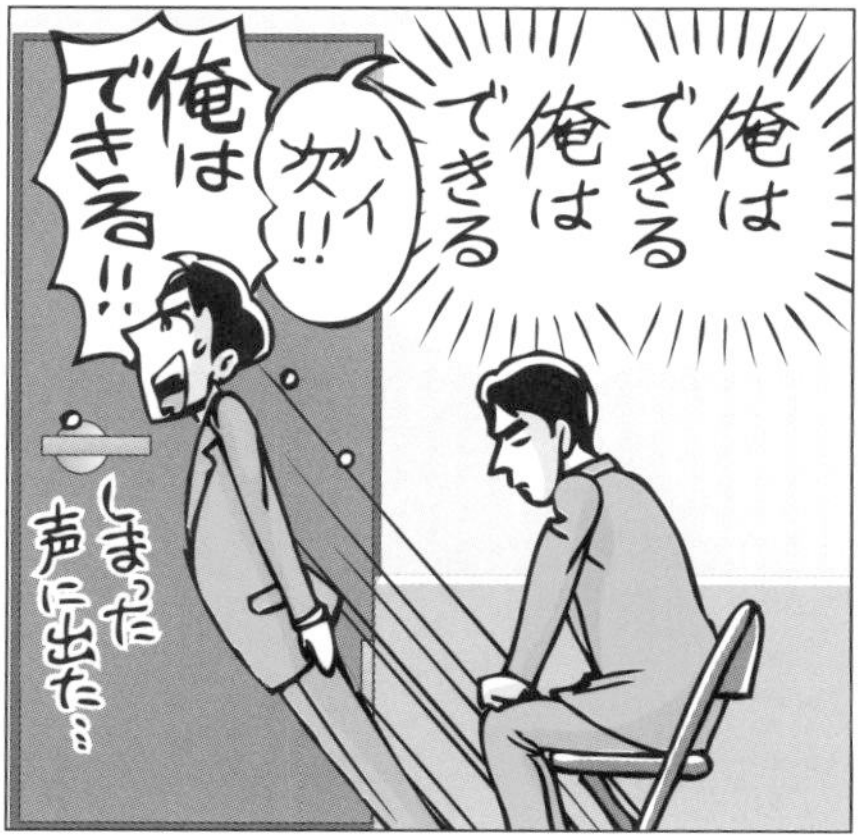
俺はできる 俺はできる
ハイ次!!
俺はできる!!
しまった声に出た…

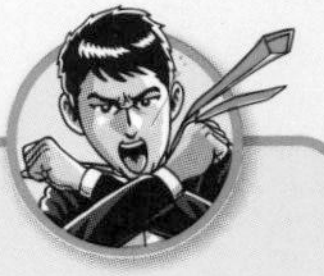

「ドーパミン！ 最高!!」心の健康を保つ方法は筋トレだ！

刑事には筋トレ好きが多い。そもそも体力勝負の仕事でもあるので武道もしかり、走ったり、筋トレしたりと日頃から運動する習慣があるのだ。その中でも特に筋トレは大好きだ。

警察学校の体育館や警察署の道場には必ずといっていいほど鉄アレイなどの筋トレ道具が備わっている。

だから「おりゃ！」「くーー」「キツイ！」という声が年中聞こえるのだ。

日ごろから運動を生活に取り入れていると気分がリフレッシュし、気持ちを明るく保つこともできる。筋トレをしたり、定期的に運動したりすることは、メンタルの強さを持つための第一歩だ。

だから、**筋トレ好きの刑事は簡単にはめげない**のだ。

そして筋トレはドーパミンの分泌を促すという。ドーパミンは「快感のホルモン」のほか**「生きる意欲をつくるホルモン」**とも呼ばれ、人間の「意欲、運動、学習能力」に深く関わっていると、警察学校の授業で習った。

ドーパミンが分泌されると人間は意欲が湧き、今よりもさらに嬉しいことやいいことを行おうと前向きになるのだ。

昔は「ドーパミン！　最高‼」と叫びながら筋トレをしたものだ。そんなオレも50歳を過ぎだが、今もパーソナルジムに通って懲りずに筋トレしている。おかげでメンタルは最高だ。ま、さすがにもう叫ぶことはしていないがね。

ちなみに筋トレ好きの刑事は、「大胸筋いいね～」と胸を触り合うのが習慣だった。女性警察官は気持ち悪がっていたがね。

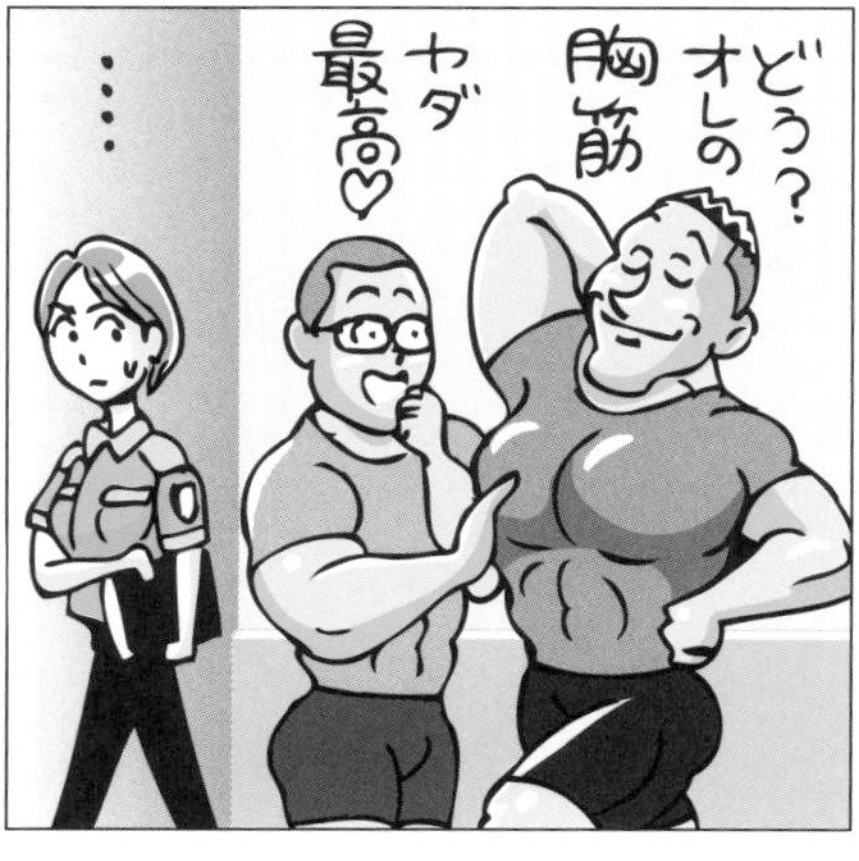

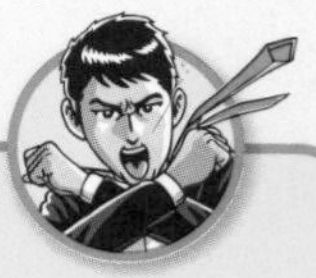

死ぬ気になればなんでもできる。まずは笑うことだ！

昨今、有名人も含めて若年層の自殺者が多くなっている。

「あんなに輝いていたのに」

「活躍してる俳優だったのに」

「明るくて悩みもなさそうな人だったのに」

傍目にはわからないのが人間だ。人間の悩みは深い。

オレは刑事として自殺の現場も数多く立ち会った。自殺する勇気があればなんでもできるのにと思う。まして年齢が若ければ、なおさらだ。

キミが思った最悪の出来事は決して最悪ではない。世の中もっともっと最悪の経験をしている人がいる。そんな人も見てきたのが刑事だ。

生きてりゃつらいことなんて山ほどある。しかしみんなそれを見せずに歯を食いしばって生きているのだ。死んだらキミは楽になるかもしれない。しかしキミの事を心から大事に思っている人はきっと苦しむ。「なんで悩みを聞いてあげられなかったのか……」と。切なすぎるだろう。

自殺未遂で助かったある高校生はその数年後、恋をして結婚した。**つらいときは鏡を見て笑う練習をしたそうだ。**「自分が笑えば自然と相手も笑ってくれることに気付いたから」とまた笑っていた。**笑うだけでも人生は明るくなる。**

自殺に失敗し、今も生きている人間はたいていこう言う。

「あのとき、死ななくてよかった」

生きていれば必ずいいことはある。元刑事のオレが断言しよう。もし死を意識したときはそれだけは忘れないでほしい。

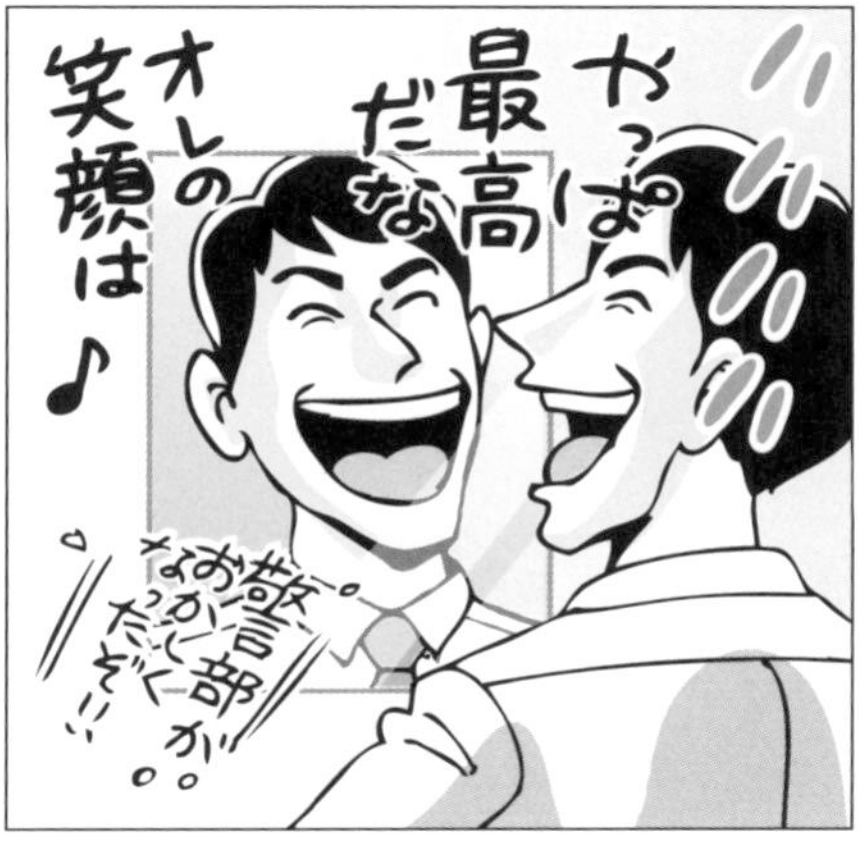
やっぱ最高だな
オレの笑顔は♪
警部が。。
おかしくなったぞ!!

警察は捜索で山に駆り出される……。そこで、真の癒やしを知ってしまった！

みんなは「2時間サスペンス」ドラマを見たことがあるだろうか。温泉が舞台になりがちのアレだ。なぜか、死体役の俳優さん・女優さんが発見されるのは、山、川、海が多い。

犯人を追い詰めるのも、崖が定番だ。実際に崖が多いかというと、そんなことはないだろう。自分から追い詰められに行っているようなものだからな。

でも、東京都で起こった殺人事件の遺体が、隣接する千葉県の山中に埋められるのはよくある話だ。キミもそんなニュースを見たことがあるだろう。ホシからすれば、東京と千葉では管轄が違うので、そこを狙ってあえて千葉に遺体を埋めるのだ。

オレが千葉の田舎警察に勤務していた当時、ある事件で山中を捜索したことがある。不謹慎かもしれないが、捜索中、不思議と心が安らいだ。森の山道をちょっと入ったそこには川が流れ、小鳥のさえずりが聞こえた。刑事や鑑識など物々しい雰囲気の関係者がいたが、そこには自然の安らぎがあった。

これが俗にいう森林浴なのか！ そう感じたね。

清浄な空気、風の音、鳥の鳴き声、水のせせらぎ、木漏れ日の光、木々の緑色などさまざまな**森林環境がストレスを和らげたりリラックスさせたりする**そうだ。

現場に立つ刑事として大きなヤマを捜査するときはストレスを感じることもある。世の中や組織の期待からくるプレッシャーは半端ないからだ。このときもそうだった。しかし、癒やされた。

キミがもし都会での生活に疲れて、嫌なことがあったら**森林浴をしてみてほしい**。

帰りは温泉でひと風呂浴びてくれ。それが定番だ！

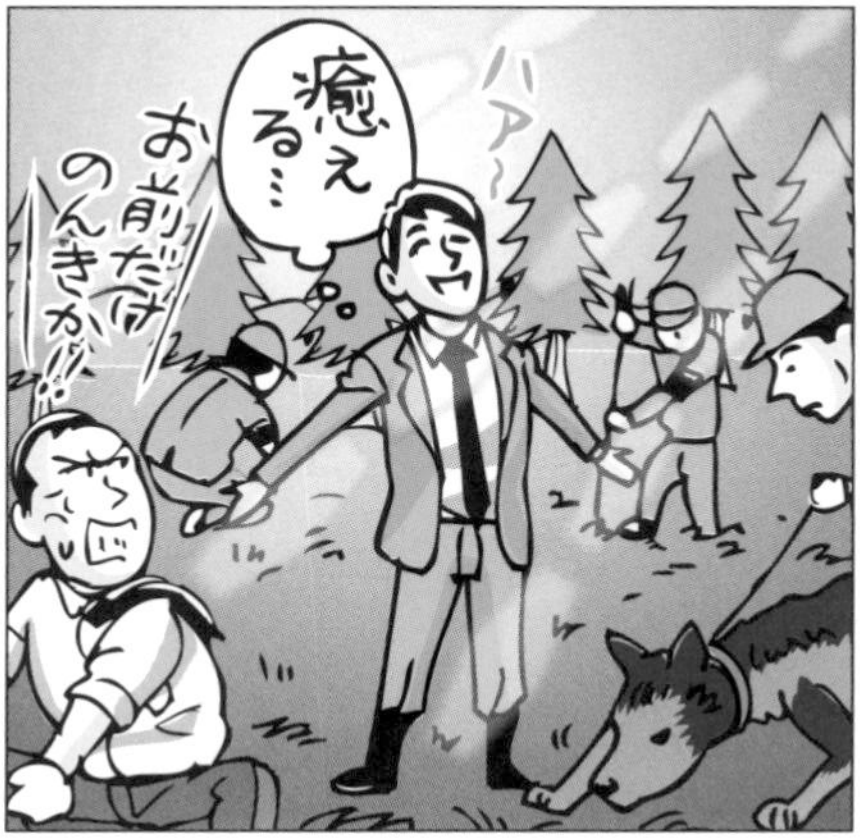

刑事のウソの見抜き方を教えようではないか

アメリカではCIAの元職員やFBIの元捜査官が独立してコンサルタント会社を設立し、ウソの見抜き方を教えている。ところがオレの知る限り、我が国ではそんな会社はない。実はオレが独立を決意したのは刑事として培ってきた「ウソの見抜き方のスキル」をビジネスで役立ててもらいたいと思ったからだ。刑事の仕事はウソを見抜く場面の連続だ。ホシはもちろん、目撃者、被害者ですらも虚偽の証言をする場合がある。常に真実は何か、真実はどこにあるか、を考えながら仕事をしているのが刑事なのだ。

ではウソを見抜くにはどうしたらいいか？　人間はウソをつくと多少なりとも緊張する。やましいことがあればなおさらだ。そこでその緊張状態にあるときに何らかの質問をする。質問が的を射ていたり、ドキッとする質問であるとそれが刺激になって反応が現れる。それをオレは「ウソのサイン」と呼んでいる。ウソのサインは質問を契機に「しぐさ」と「話し方」に現れる。どちらか一方に、また両方でも2つ以上のサインが現れたらウソをついている可能性が高いというわけだ。

たとえば、奥さんから「今日はどこで飲んできたの？」と唐突に聞かれた場合、やましいことがなければ「新宿だよ」と即答できる。しかし、浮気をしていたり、何かやましいことがあったりすると、無意識に目をそらしたり、鼻の頭をかいたりしながら「え……あぁ今日？　えーと……渋谷だよ」などと不自然な答え方になるはずだ。質問が刺激になり、このような反応を引き出すのだ。

ウソのサインにはどんなものがあるのかを説明しよう。まず「話し方」のウソのサインは19種類ある。代表的なものは「逆切れ」だ。ウソつきはこの場をウソでごまかせないと感じると、最後の最後で逆切れしてかわそうとする。オレの経験から犯罪者は特に逆切れする傾向が高かった。また「余計な説明が多い」のもウソのサインだ。ウソつきは沈黙が怖いので多くの情報を相手に与えて信用してもらおうとする。その結果、多弁になる。キミもウソをつくとよくしゃべるはずだ。その他にも「質問に答えることができない」「質問を繰り返す」「簡単な質問が理解できない」などもウソのサインだ。

次に「しぐさ」のウソのサインだ。全部で10種類ある。代表的なものは「反応しない、反応が遅い」。質問に対して反応しない、あるいは反応が遅い場合をいう。つまり、質問に対して考える時間が欲しいのですぐに答えられないわけだ。

また「肩が揺れる」。政治家が記者会見などで立って話をしているときに出やすいしぐさだが、困った質問がくると肩が左右に揺れるのが特徴だ。居心地が悪くなるのでそんなしぐさになる。その他にも「身振り・手振りがなくなる」「身の周りを片付ける」「顔に手をやる」などのしぐさもウソのサインだ。

ウソのサインを見つけたらウソをついている可能性が高いので、さらに質問をして真実を明らかにするというわけだ。

質問を巧みに行うことで、相手のウソのサインをさらに引き出すことができる。より効果的にウソのサインを引き出す質問のコツがある。それは唐突に、相手がまったく予期していないときに聞くことだ。ウソのサインが出やすくなる。なぜなら質問されることが予想できたら、うまく振る舞うことができてしまうからだ。

たとえば、夫が朝帰りしたときに、妻はその場で「今までどこで飲んできたの？」と聞くのではなく、その日の晩ご飯のときに突然質問したほうがいい。もう済んだものだと思っていたことをいきなり聞かれると動揺する。ウソのサインが出やすくなり、ウソを見抜く質問の効果が高まるというわけだ。

さらにウソを見抜く究極の方法は証拠をうまく使うことだ。ウソ付きが一番恐れているものは証拠だからだ。キミが妻（夫）から浮気を疑われているときに気になるのは「何を見たのか、何を知っているのか？」。つまり、どんな証拠を握られているかではないだろうか。キミは証拠があれば認めるが、なければシラを切ると心は決まっている。証拠の使い方という視点だと、なんらかの証拠を手に入れても基本的に証拠は示さないのが原則だ。キミが妻から疑われているときに「これなに!!」とキャバクラの女の子の名刺を示されたらどう思うだろうか？「あ、そっちか、あっちじゃないのか」と安心するだろう。お門違いの証拠を突き付けられると頭が整理できてしまう。疑う側として一番効果的なのは「私はみんな知ってるのよ」と告げて「ふふっ」と笑うことだ。何を知られているかわからない状況は怖い。さすがのオレも嫁さんからこんなことを言われたら怖い。そうやって動揺させてウソを認めさせるのだ。

まぁそんな怖い思いをしたくなかったらウソはつかないに限るがね。

第4章

刑事は足が命！メンタルが激落ちしても行動で改善していくモチベーションアップ術

刑事は、四六時中、かけまわっている。
何千件の聞き込み、何百台の検問……。
暑い日だろうが、寒い日だろうが、捜査は休みなく続く。

逃げている犯人を捕まえるのは容易ではない。
結果の出ない日々が続けば、
メンタルはボロボロだ。

ついつい弱音を吐きたくなることもある。
聞き込みで一般人の心ない反応に傷つくこともある。

だが、足で行動するしかない。
歩みが小さくても、前へ進んでいけば必ず結果につながっていく。

本章では、メンタルが弱い人に行動で改善できることを伝えたい。
自分を落とすことは簡単だ。
グレるのも簡単。やめるのも簡単。
でも、キミが歩んできた道には必ず何かしらの形で痕跡がある。
それはまぎれもなく、君が歩んだ証拠なのだ。

生きるとは戦いだ。
何をゴールにしていいのかわかっている人はいない。
だが、一瞬一瞬を大事に行動していけば、必ず道が開けていく。

刑事って、本当に地味な仕事である。
犯人を逃したことで大惨事につながることもある。
日々のコツコツがいかに大事かがわかる。
刑事のモチベーションアップ術が少しでもヒントになれば幸いだ。

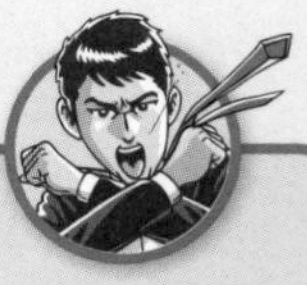

非言語コミュニケーションに注目！刑事は体が語りかけてくる情報を見る

警察官の仕事のひとつに職務質問がある。不審な人物に声をかけて質問する例のあれだ。以前、知人がこんな悩みを打ち明けてくれたことがある。

「俺って街を歩いてるとやたらと職務質問されるんだよね。なんでだろう」

俺はこう答えた。

「単純に怪しいからだな」

警察官も暇じゃないので怪しくなければ声はかけない。目の動き、しぐさ、見た目、持ち物、また時間帯と場所などを総合的に判断して「怪しい」と直感を働かせる。

そして職務質問が始まって注目する点は、**相手の手の動き、足の向き、視線の先などの「非言語コミュニケーション」**だ。

人間は言葉でウソをつくが、非言語はウソをつかない。

「私は何もしてませんよ」と言いながらつま先がそっぽを向いていたら、「ヤバイからここから早く立ち去りたい」と、体が語っているのだ。

人間の心理はいたって単純。つまり、**相手の心理を知りたかったら非言語に注目してみる**といい。

ただし、ちょっと詳しくなったからといって、「あ、つま先がそっぽ向いてるから私から離れたいと思ってるよね？」と、口が裂けても言ってはだめだ。そこは見て見ぬふりが正しい。要は**観察力を上げることで、今まで気付かなかったことに気付く**ことになる。

相手の本音を知ることでメンタルが傷つくこともあるが、非言語を巧みに使えば、自分の行動を改善できるヒントにもなる。人間同士が良好な関係を築くために必要なスキルだ。

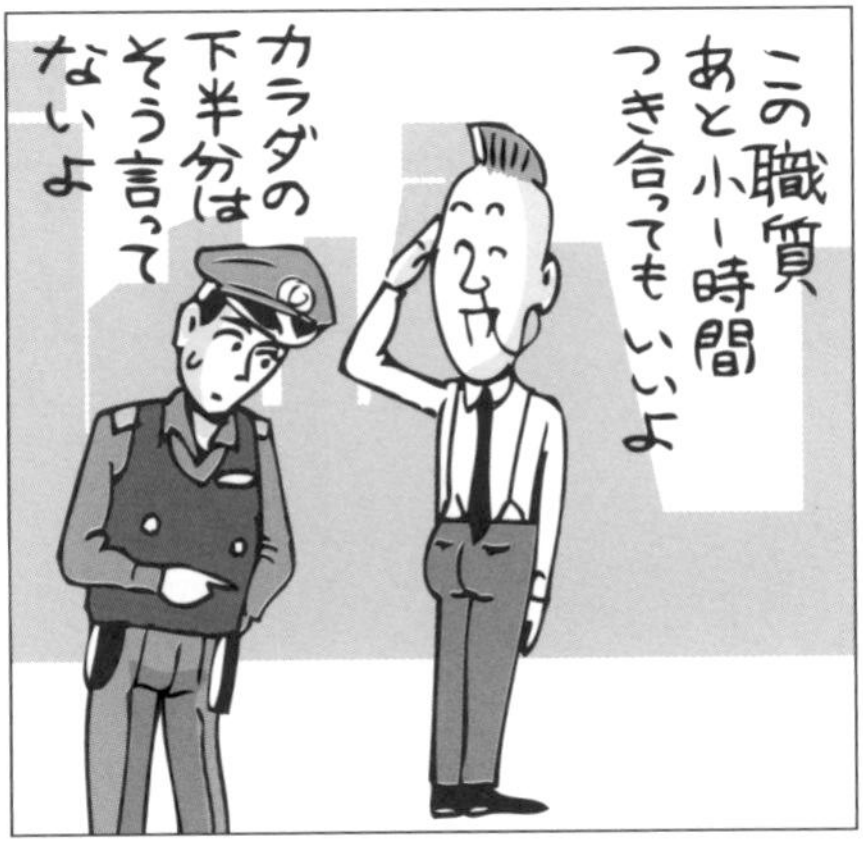
この職質あと小一時間つき合ってもいいよ
カラダの下半分はそう言ってないよ

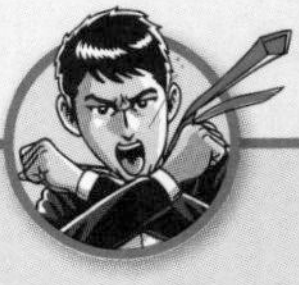

愚痴は行動している証拠なのだ！ 愚痴を言いたくなったら言葉を変換する

刑事の世界では「捜査は無駄の積み重ね」とよくいわれる。

犯行現場の近辺で聞き込みを何千件しても、車両検問を何百台しても犯人に結びつく情報が一件もないことがある。

雨風の中、炎天下の中、あるいは極寒の中、厳しい現場での捜査は毎日続く。やはり、Mっ気があるのかもしれないな。刑事の性《さが》か……。

しかし、刑事も人間だ。愚痴をこぼしたくなることもある。

「目撃者はいないのではないか」

「犯人につながる証拠は見つからないのではないか」

しかし、見る角度を変えてみると、これらの無駄とも思える捜査が実は犯人に近づいていることに気付く。**愚痴を言いたくなったら言葉を変換してみる**のだ。

「目撃者がたまたまいないだけだ。時間帯を変えたら目撃者は必ずいるはずだ」

「見方、調べ方が悪いから証拠が見つからないだけだ」

やらなきゃ前へは進めない。愚痴は成果の出ない不安や悩みの感情の表れにすぎない。**愚痴が出るのは行動している証拠だ！　ポジティブな言葉に変換していけば、必ずいい結果に近づいていく。**


　愚痴をこぼして事件解決を取りこぼしては何も始まらない。無駄と思われる地道な捜査でオレは数々の事件を解決してきた。無駄という語は、「馬に積んだ荷物がない状態だと金にならない」からきている。お金のためにやっているわけでないので、無駄という言葉は、オレらにとってはゲン担ぎのようなものだ。無駄も愚痴も行動あってこそ。そこに気づいただけでも価値があるのではないか。

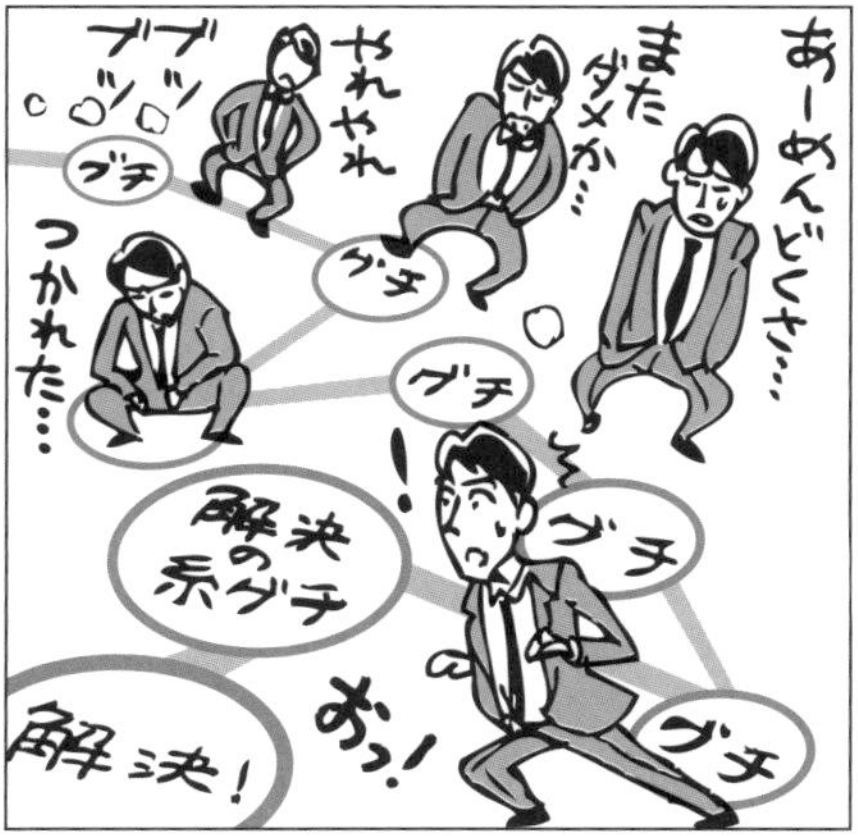

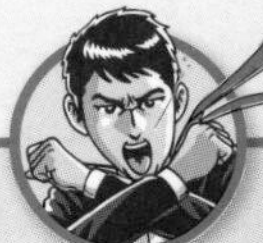

詐欺師に学べ！　口ではウソをつけるが行動はウソをつかない

あなたが他人から信用がないと悩んでいたとしよう。そもそも人間の信用はなぜ生まれるのか考えてみたらいい。

なぜ、詐欺師は口がうまいのか？

口から出まかせを言って、金品を騙し取るのが目的だからだ。

また、詐欺師のみならず、世の中には「口から生まれてきたのか？」というような輩が存在する。

「営業マンと詐欺師は紙一重」なんて言葉があるくらいだからあなたの周りにもいるだろう。彼らは信用がない。口はうまいが行動が伴わないからだ。

言葉だけで人を信用させようとするからボロが出る。ボロが出る前に消えるのも詐欺師の特徴だ。

つまり、**一度口に出したら必ず行動に移す**ことだ。

たとえば、社交辞令で「今度飲みにいきましょう」と言って別れた後、すぐにメールを送ってもらいたい。「いつ飲みにいきますか？」と。行動に移すことが信用につながる。

逆を言うと、**できないことは軽々しく言わない**ことだ。口ではウソをつける。いくらでも適当なことは言える。

言葉ほど使い方には気を付けるべきなのだ。

刑事の尋問もそうだが、話が二転三転すると「あやしい」と感じてしまう。

しかし、**「行動はウソをつかない」**のだ。

人から信用を得たければ口に出したことを行動で実現させよう。

それがあなたの信用になり、自信につながるのだから。

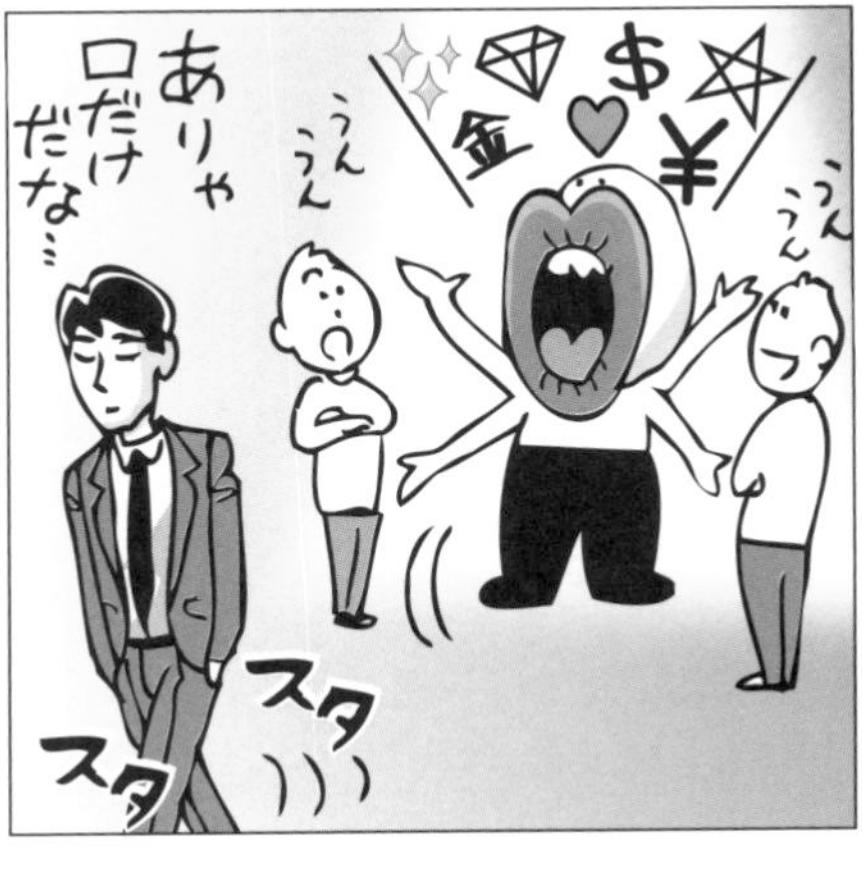
ありゃ口だけだな…
うんうん
金
$
¥
うんうん
スタ
スタ

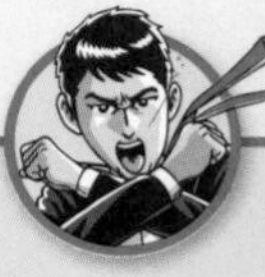

二度とチャンスがないと追い込み、徹底的に準備にこだわる

世間が注目する大事件は、刑事のプレッシャーもハンパない。連日連夜、ニュース番組では捜査の行方が伝えられるし、国民の警察への期待も大きいからだ。そして長期にわたる捜査でなんとかホシにたどり着く。

「明日、ホシを自宅から任意同行して捕まえるぞ」

緊張感はピークになる。ここで逃げられたらシャレにならない。過去にはホシに飛ばれた（逃げられた）事件もあったからだ。

たとえば、数年前に関東の某県で発生した外国人の女性留学生殺人事件。容疑者の男を割り出し、任意同行に訪れた捜査員が玄関先で男に飛ばれた。逃走した男は全国各地を転々とし、偽名で働いて貯めた金で顔の整形までしていた。

結果的には全国の警察の総力を挙げて逮捕したが、現場の刑事は大変な苦労をしたものだ。

勝負をかけるときは何度もあるわけではない。こういう経験が引き継がれるからこそ、同じ失敗を繰り返さないように、警察は準備に余念がない。**二度とチャンスがないかもと追い込み、しっかり準備する。準備が9割なのだ。**

長期の内偵捜査を経て、現行犯で捕まえるシーンをテレビで見たことあるだろう。薬物捜査で芸能人が捕まるケースがまさにそうだ。あれも数か月前からきっちり準備をし、証拠があることを十分に確認したうえで現場に踏み込んで捕まえているのだ。ターゲットになったら絶対逃れられない。

人生においても準備さえしっかり整えれば気持ちは落ち着く。「そこまでやる？」、いや徹底的に準備したまえ。やりすぎるくらいが、ちょうどいいのだ。

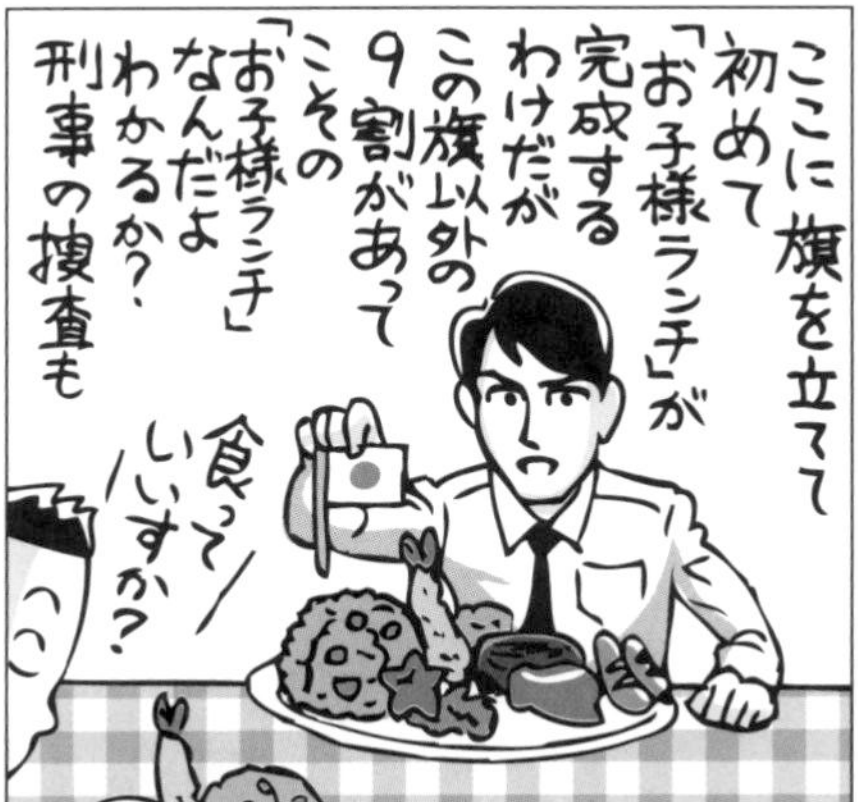
ここに旗を立てて
初めて
「お子様ランチ」が
完成する
わけだが
この旗以外の
9割があって
こその
「お子様ランチ」
なんだよ
わかるか？
刑事の捜査も
食っていいすか？

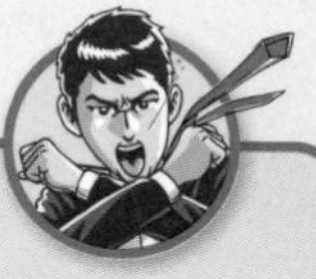

環境がキミを追い詰めたとしても、進む道は上でも下でも自分で選べるのだ

グレるやつは家庭環境に問題があることが多い。実はオレの家庭環境も自慢できるものではなかった。

オレの父親は、離婚を3回もするツワモノだった。そのため、ふさぎ込むことも多く、近所からは「あそこの子ね……」と当然冷たい目で見られたものだ。

だから、グレる若いやつの気持ちはよくわかる。家庭環境が原因でグレるやつをたくさん見てきたからだ。

俺は暴走族あがりの刑事ではないが、しょっぴいたやつに「親が悲しむぞ」と言っても反応しない場合は、たいてい家庭環境が悪い。

彼らに、泣き落としは通用しない。「どうせ自分なんか……」という思いが自分をダメにしていることに気付いていないからだ。

ある意味で同情も共感もできるが、オレは刑事になった。グレて暴走族になる道も考えたが、なんかダサい気がした。

キミが仮に坂道の途中にいるとしよう。**自分次第で登ることも下ることもできる。**下るのは簡単だ。転げ落ちればいいのだから。オレはそのとき、思った。

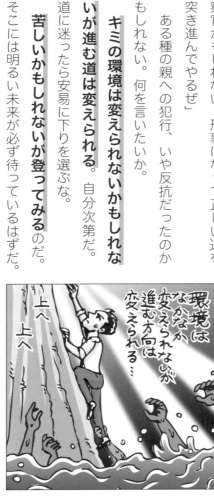

「転げ落ちるのは嫌だ。キツイけど登ってやる。下りが暴走族なら登りの頂上は警察官かもしれない。刑事になって正しい道を突き進んでやるぜ」

ある種の親への犯行、いや反抗だったのかもしれない。何を言いたいか。

キミの環境は変えられないかもしれないが進む道は変えられる。自分次第だ。

道に迷ったら安易に下りを選ぶな。

苦しいかもしれないが登ってみるのだ。

そこには明るい未来が必ず待っているはずだ。

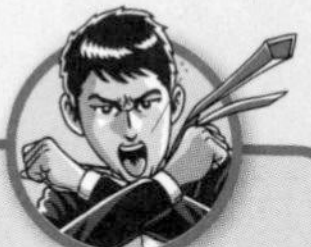

断られるたびにメンタルが削られ放題。そんなときは、地取班に学ぶ聞き込み術

殺人事件が起こると通称「地取班《じどりはん》」と呼ぶ聞き込み専門班ができる。地図上で犯罪現場を中心に東西南北で区割りし、担当エリアを決める。そしてそのエリアのすべての人間を対象に聞き込みに行くのだ。老若男女、居住するすべての人間にしらみ潰しに当たっていく。誰もが目撃者の可能性があるし、誰もが犯人の可能性があるからだ。

オレも若手刑事の頃、地取班に指名され、連日連夜の聞き込みで犯人に繋がる有力情報を手に入れたことがあった。たまたまかもしれないが、興奮したものだ。

ところがそのすべての人間が簡単に聞き込みに協力するかというとそれはない。

「忙しいから勘弁して」

「こんな夜分に一体なんの用ですか？」

「なんも知らないので帰ってください」

恐ろしいことに断られることもある。皆さんの中に断った人がいるかもしれないが、断られるたびにメンタルは削られていくのだ。体力も消耗するし、正義感だけではどうにもならない。

そんなときは文字通り**「聞き込む」**のだ。

「実は先日、○○で△△事件が発生しました。犯人は逃走中でこの辺りに潜伏している可能性もあります。一刻も早く検挙しなければなりません。協力してください!!」

聞き込みをしたことのない人には、行方不明のペットを探している感覚と言えば伝わるだろうか。不思議なもので熱量は伝染する。

話が苦手なら「聞く」ではなく「聞き込む」。きっと相手も反応するはずだ。

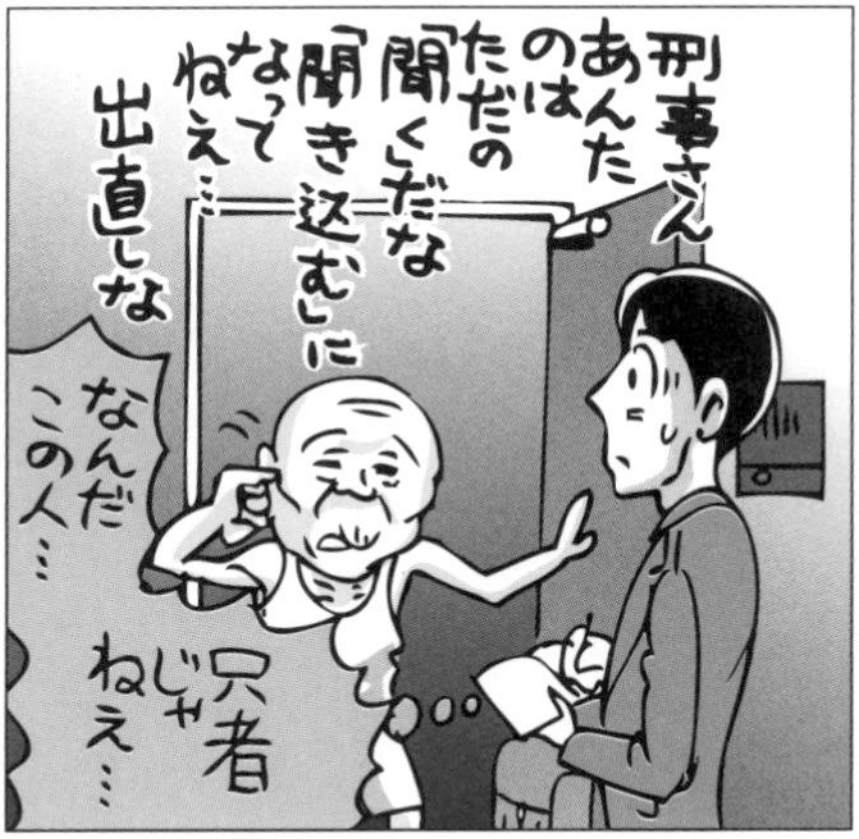
刑事さん
あんたのは
ただの「聞く」だな
「聞き込む」になってねえ…
出直しな
なんだこの人…
只者じゃねえ…

忍耐力がなくてめげてしまいがちなら、鑑識の「一点集中術」を身につけろ！

事件が発生すると制服のお巡りさんが規制線の黄色いテープを張り、現場保存をする。すると「鑑識」と書かれた腕章をした鑑識課員が続々と現場に入る。

現場では路上、建造物の細部に目を凝らし、指紋、髪の毛などの微細な証拠をはいつくばって綿密に探していく。事件解決に必須である証拠の確保にエネルギーを注ぐわけだ。

しかし、長時間にわたる現場検証は非常に細かい作業となり、集中力を保つことが必要だ。まさに髪の毛一本が犯人検挙に結びつくこともあるからだ。

鑑識課員は自分の汗一滴も垂らせない。採取されてＤＮＡ鑑定で自分が犯人として疑われたら困る。だから、緊張感はマックスなのだ。

また、猛暑の中でもエアコンをつけずに作業をすることも……。集中力を保つのは至難の業《わざ》だ。

そこで集中力を保ち、強いメンタルを維持するにはどうするか？

それは現場検証のエリアを細分化するのだ。足跡や遺留物から犯人の動きを推定し、その動きに合わせて進入口のエリアをA、物色のエリアをB、犯行エリアをCなどと細分化する。そうやって、一点に集中してエリアごとに鑑識活動をしていく。

大きな仕事を１００％達成しようと思うと、誰でもうんざりする。人間の集中力なんてたかが知れてるのだ。**小さなゴールを設定して、それをクリアした達成感を得て気分を上げる**わけだ。この繰り返しで犯人検挙に向かって必死に作業するのだ。何をするにも長続きしない人や途中で投げ出す傾向がある人は、細分化を心掛けてほしい。**鑑識の「一点集中術」で目標を達成できる**はずだ。

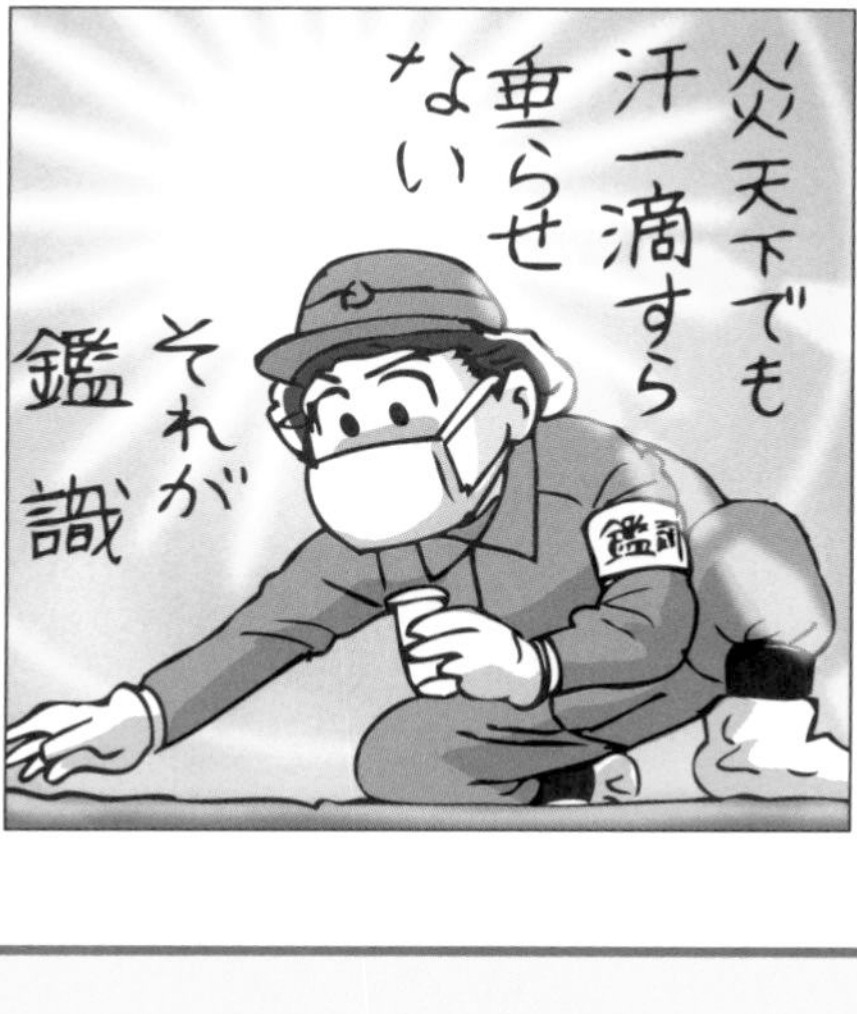
炎天下でも
汗一滴すら
垂らせない
それが
鑑識

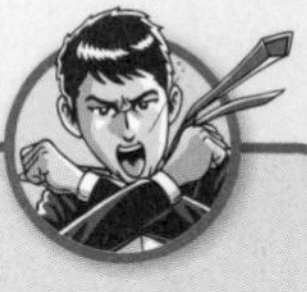

「今日もダメか」と足元に目を落とすと、そこには努力の痕跡が残っていた……

刑事は昼夜を問わずホシを捕まえるために頑張っている。聞き込みで歩けど歩けど犯人に結び付く情報が得られないこともある。有力情報が得られないと正直へこむ。

公園のベンチに座って、「今日もダメか……」と顔を伏せる。そんなときに目に入るのはいつも靴だ。あるとき、靴底をひっくり返して見てみた。先日おろしたばかりの革靴の底がこれでもかというくらい、すり減っていることに気づいた。

また、あるときはホシを捕まえにいって空振りに終わった。ふと腰の手錠入れからホシにかけるはずの手錠を出してみた。

「ちきしょう、ダメだったか」

しかしそこには過去、何十人も捕まえたことを証明するように黒色のメッキが剥がれ、傷の残った手錠があった。

今日は結果が出なかったが、オレの努力は靴底や手錠に残っている、そう思った。そのたびに、「明日も頑張ってみるか」と、己を鼓舞した。

キミも一生懸命やっても結果が出ないときがあるだろう。メンタルはボロボロかもしれないが、オレのように**努力の跡が客観的に表現されている**ものもある。

それは一生懸命歩いた後のワイシャツの汗染み、必死に書き込んだメモ帳、あるいは頬を流れた涙の跡かもしれない。ひとつひとつが男の勲章だ。

キミは間違いなく努力したのだ。努力の跡は至るところに残ってる。それを見つけて、**自分自身の努力を褒めること**。それが大事。**努力は絶対に裏切らない**。あとは結果を待つだけなのだ。

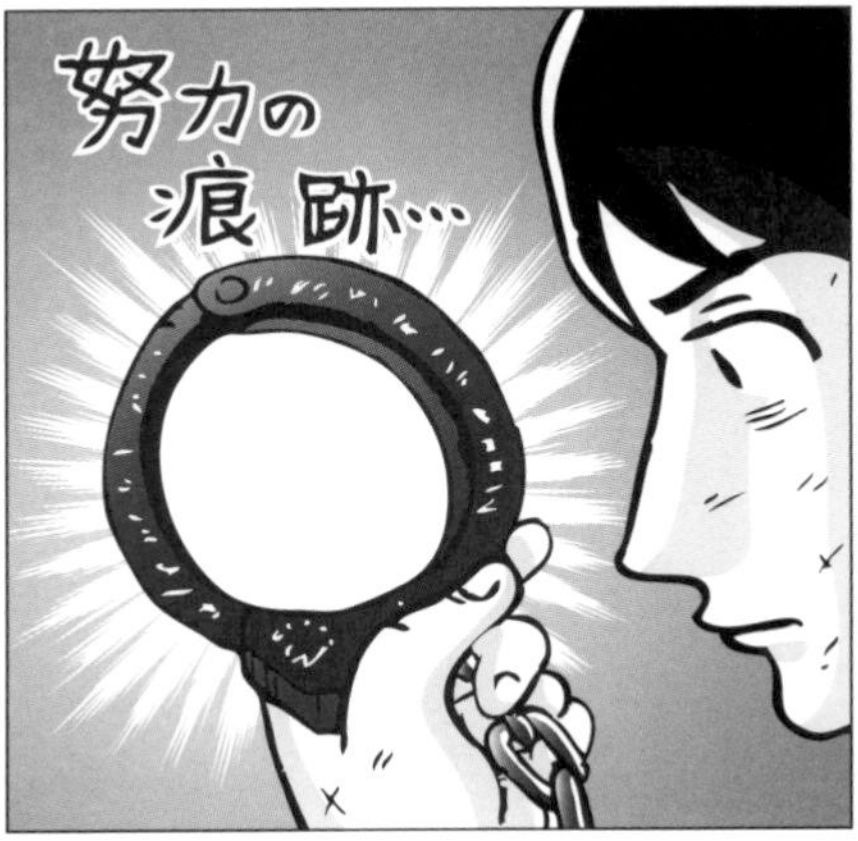

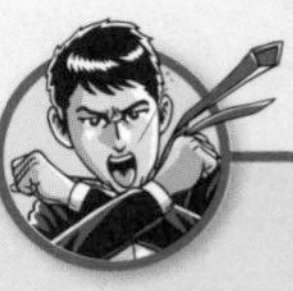

苦労は買ってまでするものじゃない。しかし、恥はどんどんかいて成長しろ

「若いときの苦労は買ってでもしろ」

こんな言葉があるが、自分を追い込む苦労なんてするな。

特に自分とは関係のない、大人の責任でする苦労は心がすさむだけだ。

心労で多少は人間味のある人物になるかもしれないが、成長するにあたり必要なものではない。

人間を成長させるのは「苦労」ではなく「恥をかくこと」だ。

最近の若者は恥をかかないという。昨今の生活環境がそうさせているのかもしれない。

その昔、供述調書はボールペンを使って手書きしていた。パソコンと違い、容疑者から見えるため、漢字を間違えたりすると恥をかく。

オレも若手刑事の頃、ヤクザの親分から「刑事さん、その字、間違ってますよ」と、ぼそっと指摘されたことがあった。ヤクザは刑務所に長くいると手紙をよく書く。意外かもしれないが、達筆だし、文章もうまい。だから書く様子をよく見ているのだ。これはまさに赤っ恥だった。それ以来、取り調べでは辞書を必ず手元に置き、漢字には細心の注意を払うようになった。

恥ずかしいと感じるから、次からしないように自分でコントロールするようになる。恥は自分に足りないところを教えてくれているのだ。だから、赤面する機会はあればあるほどいい。恥をかいたからといって落ち込むことはない。その瞬間は「穴があったら入りたい」と思うが恥は成長のいい機会だ。必ずキミのプラスになる。

懲りずにどんどん恥をかいてほしい。

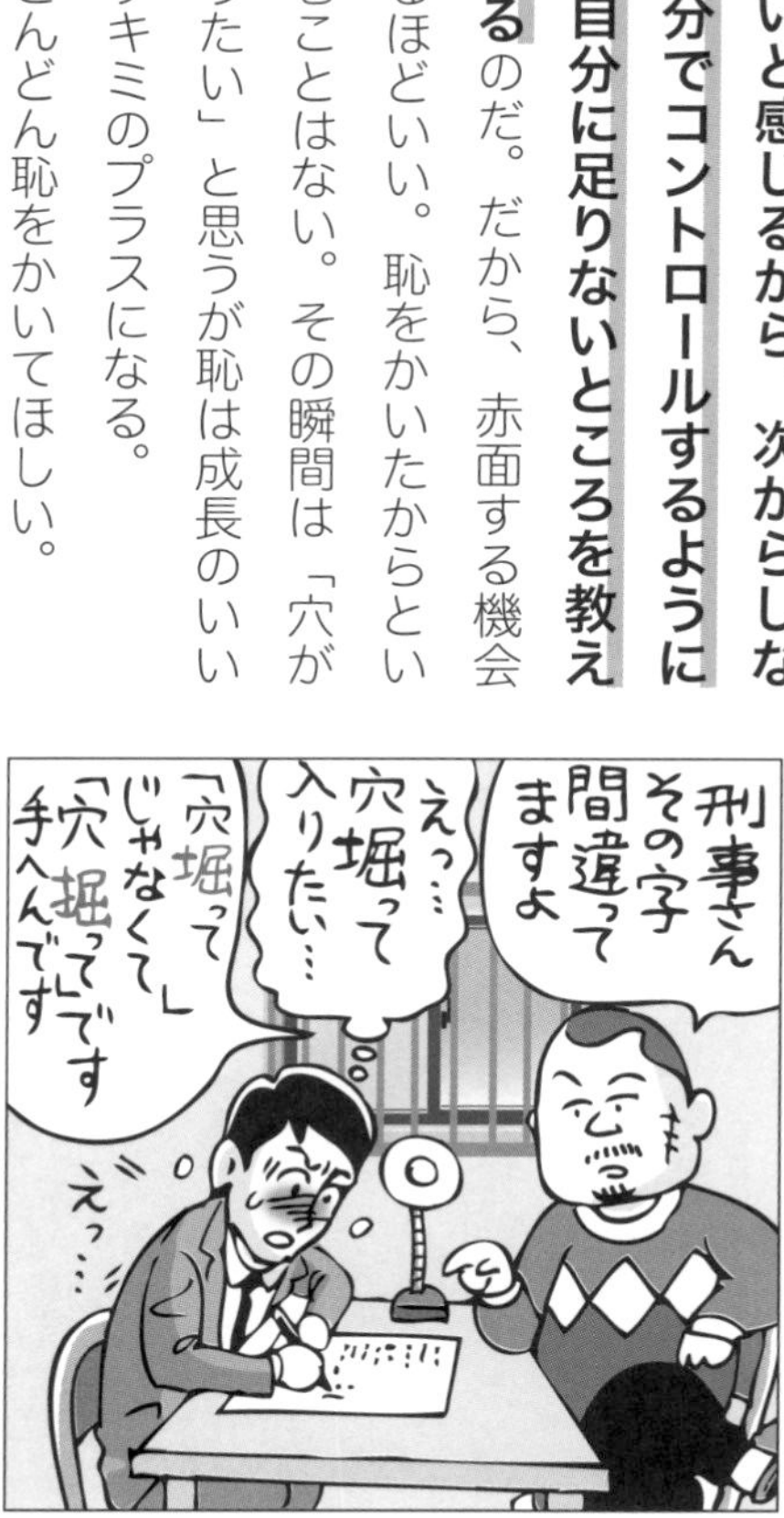

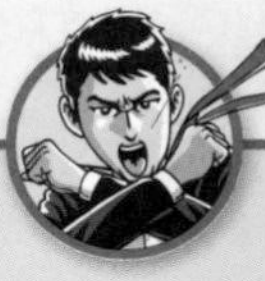

泥棒に学べ！　ものを盗む行為は悲しいが　その心理は大いに生かせる

泥棒はなぜ人のものを盗むのかを考えたことがあるだろうか？「それが仕事だから」と言ってしまったらそれまでだ。「現金や金目のものが欲しいから」、これが真実だ。

泥棒に「盗んだ金はどうした？」と聞くと「そんな金、使っちゃいましたよ」と当たり前のように答える。

つまり、飲み食いはもちろん、夜の街やギャンブルで使うだけ使い、手元には残っていない。散財するわけだ。

なぜ使ってしまうのか？　彼らは「だって、また盗めばいいから」と言う。

たとえは悪いが、彼らにとって**散財することが次へのエネルギーになっている**のだ。

たとえば、キミは2億円の宝くじが当たったらあくせく働くだろうか？

オレはきっと働かない。オレの持論だが、お金は食っていけるだけあればいい。だから1円も残さず、気持ちよく使って死のうと思っている。余計にあると生きる活力がなくなる。だからたまには散財してみてほしいのだ。

そんなオレも刑事時代、捜査が行き詰まると仕事終わりに夜の街に繰り出し、高いウイスキーのボトルを入れて散財した。

「○○のボトルいれちゃって！」と、当然お店も喜ぶし、オレも気持ちがいい。

ストレスが発散され、財布の中身がなくなることで、「また明日から頑張るか！」という気になるから不思議なものだ。

ただし、翌朝起きたときに財布の中の領収書を改めて見ると血の気が引くこともある。それはそれで刺激的だから楽しんでほしい。

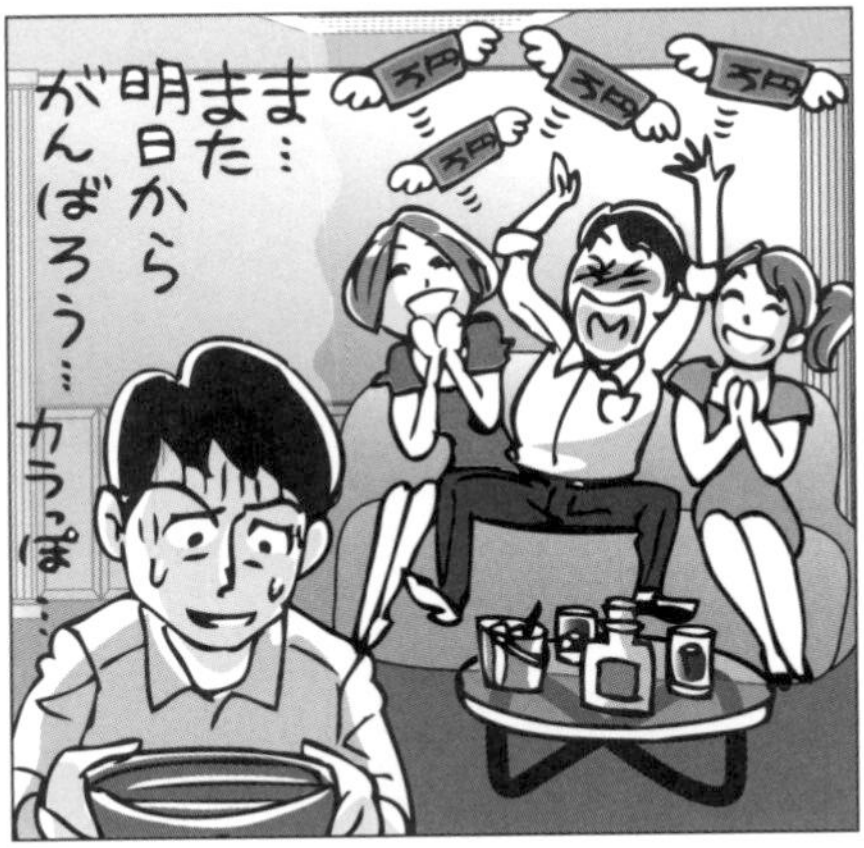

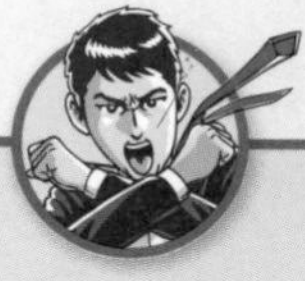

現場百回にこだわる理由。自分の目と耳で得た情報が正しい答えを導くからだ

「現場百回」、それはオレたちの生きざまだ。

「事件解決のヒントは必ず現場にある。だから現場に百回足を運んで答えを見つけろ」ということだ。机上の空論ではなく現場に足を運ぶことの重要性を説いている言葉だ。

世の中、情報化社会といわれて久しいが、インターネットなどで情報を簡単に得られる時代になった。

しかし、間違った情報に騙されて正しい答えが得られないことが多い。それにもまして「私は騙されないから大丈夫」と感じている人ほど安直な手で情報を得る。だから、詐欺被害は一向に減らないのだ。

その点、刑事は答えを見つけるために自分の目と耳を信じて何度も何度も情報源である現場を訪れる。そこには確かに犯人が残した痕跡がある。現場でしか感じない**「現場感覚」を大事にする**のだ。

そして、その証拠を基にして、ＤＮＡ鑑定などで解析して結びつきを強めていく。つまり、簡単に得られる情報ほど深掘りできないし、正しい情報かどうかの判断もしにくいのだ。結果として、騙されることになる。**正しい答えが欲しければ現場に行ってほしい。キミの足を使って情報を獲れ。それが答えを探す近道なのだ。**

たとえばおいしいラーメンが食べたいときにインターネットサイトを見ることがあるだろう。「有名人の〇〇も絶賛！」「口コミ評価も4・5」という記事があったら、ほんとにおいしいのか、実際に足を運んで食べてみる。現場感覚とは現場に足を運んでこそ感じ取ることのできる感覚なのだ。

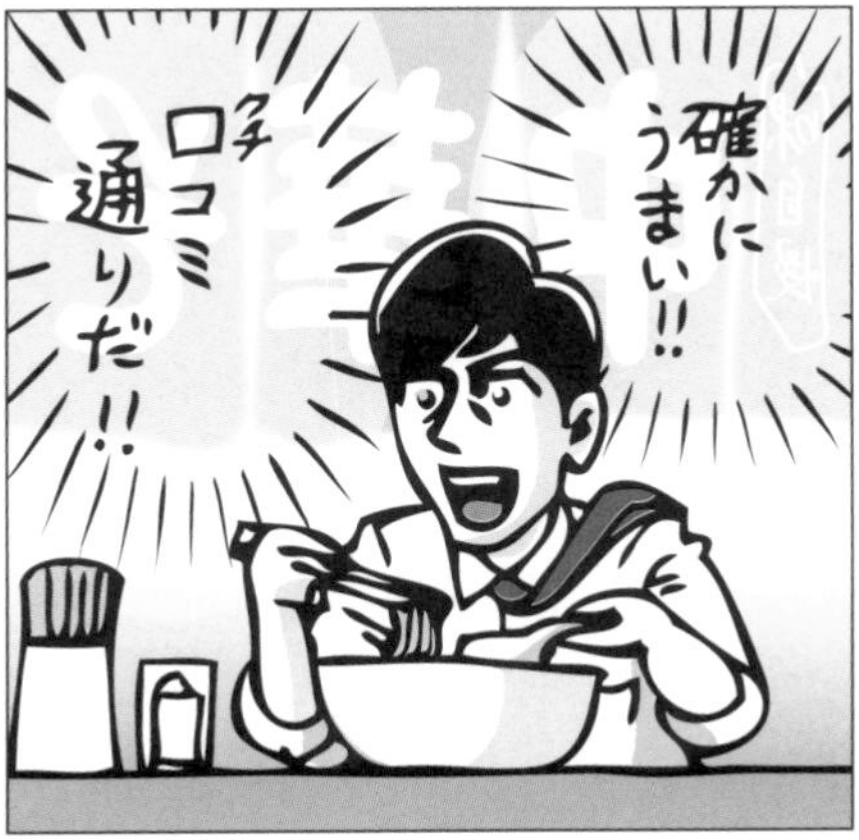

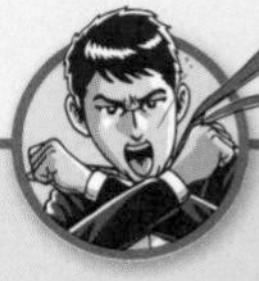

刑事って職業柄、友達少ないかも……。だからこそ、裸で付き合えるのが友達だ

「刑事の友達がいる」という人はあまりいないかもしれない。そもそも、一般人は刑事との接点が少ないだろう。接点がありすぎる人は、それはそれで問題だ……。

「刑事あるある」のひとつだが、刑事というだけで相手に構えられてしまうことがある。だから友達として私的に付き合うところまで発展しない。あちらに後ろめたさがあるのか、詮索されるのが嫌なのかはわからないが、刑事が前面に出ると友達関係になりにくいのは確かだ。

刑事という職業柄、避けられることも多く悲しい。嫌われているのかもしれないと勘ぐってしまう。人に好かれたくて刑事になるわけではないが因果な商売だ。

ましてや結婚ともなると、相手探しに困る。仕事は不規則だし、危険も伴う。パートナーが身辺調査にかかるかもしれない。それも手伝って、独身が多いともいわれている。警察官向けの婚活パーティーがあるのも納得だ。

だからこそ、1回1回の出会いを大事にするし、人付き合いも大事にしている。たとえ100人に避けられても**友達が3人いればいい**。そう思えるのだ。

3人の友達がいれば、泣きたいとき、笑いたいとき、酔っ払いたいとき、わいわい騒ぎたいとき、だいたいのことはカバーできる。

「友達をどうやってつくるの？」

答えは簡単だ。**友達候補に素で接すること。裸で付き合ってみる**ことだ。そうすれば自分に合う友達が必ず近づいてくるし、合わない友達は自然と離れていく。それが自然の摂理だ。だから友達付き合いは裸で勝負するに限る。あ、本当に裸で出歩くと間違いなくお巡りさんの職務質問されるからそこは気を付けてくれよ。

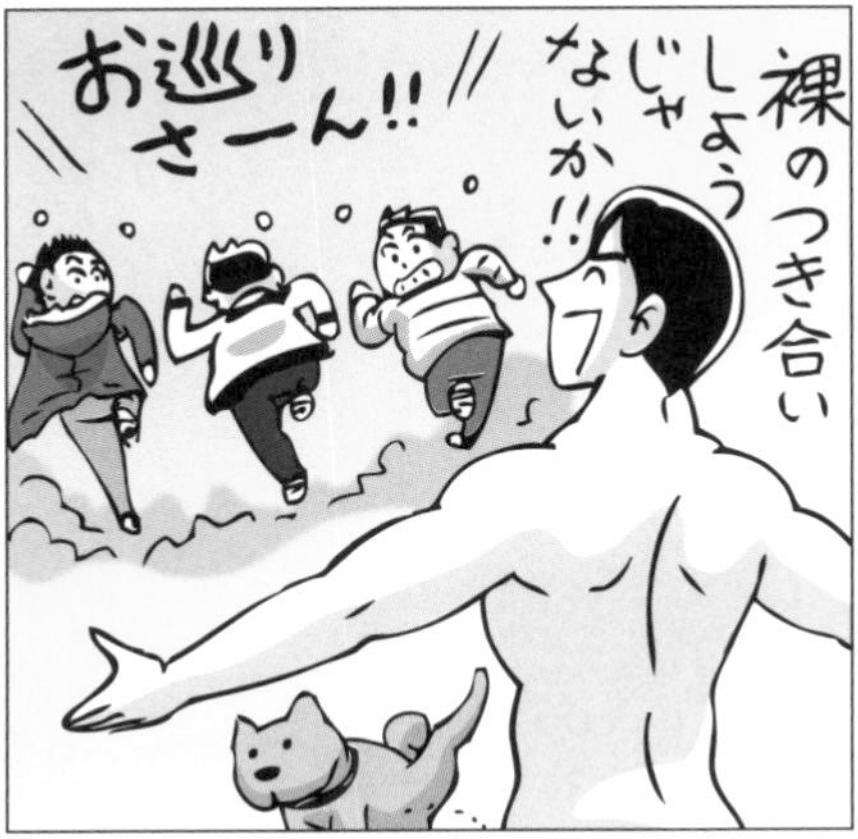
裸のつき合いしようじゃないか!!
お巡りさーん!!

非言語コミュニケーションに注目すると相手の心理は読めるのだ

刑事はどうやって相手の心理を読んでいるのか？　そもそも刑事が相手にするのはホシを筆頭に本当のことを言わない人が多い。つまり相手が話す言葉にはウソが交じるので言葉は信用しないのだ。では何から本当かどうかの判断をするかというと、手の動き、体の向き、顔の表情などのしぐさだ。つまり非言語コミュニケーションに注目することになる。

基本的なことだが、コミュニケーションには「言語」と「非言語」がある。我々は言語コミュニケーション、つまり言葉については幼いころから家庭や学校で意味や使い方を習う。しかし、非言語コミュニケーションについては教わることはほぼない。人間のしぐさがどんな意味があるのかは特別に教わらない限り、知らないはずだ。

しかし、人間という生き物は「言葉にはウソがあるので当てにならない」ことを日常生活から学んでいる。そして、言語と非言語の双方で意味の違うサインを出している場合、教わっていないにもかかわらず「非言語のほうが正しい」という判断をするものだ。

たとえば、交際相手の態度がなぜかよそよそしいと感じることがある。話していても携帯電話ばかりいじっているし、デートに誘っても返事が曖昧だ。「もしかして心が離れてしまっている？」と思って心配になる。案の定、数日後に別れ話を切り出された、なんてことはよくある話だ。人間は言葉を交わさなくても態度やしぐさで相手の気持ちを感じるわけだ。このように、非言語コミュニケーションに焦点を当ててみると相手の真意を読むことができる。

つまり、刑事は非言語コミュニケーションに注目して本心を見抜いているのだ。さて、それではどこに注目したら本心は見抜けるのか？

まずは「目の動き」だ。「目は心の窓」といわれるが、目が泳いだり、視線を合わせなかったりするのは心の動揺があるからだ。目の動きを見ているとそのとき何に興味を持っているのかもわかる。職務質問で目がある一点に飛ぶのはそこに見つかったらマズイものがあるからだ。だから視線の先に注目する。提出したカバンをちらちら見ているのはそこに薬物があるからかもしれない。

「顔の表情」にも注意が必要だ。質問に対して顔が赤くなったり、逆に青くなったりするのは自律神経の働きによるものだ。自分でコントロールできないのでごまかせないのだ。もっとも出やすい反応だ。

「足の向き」にも注目する。足先は自分が行きたい方向を示す。会話中に足が出口の方を向いていたら「早く立ち去りたい」という心理を表しているので何かやましいことがあるのかもしれない。

「手の動き」も見る。ウソをついていると手の動きが止まり、人目につかないようにする傾向にある。「手の内を明かす」と言うだろう。手のひらを見せて手を広げて話している人は自らの気持ちを正直に語っている。しかし、ウソをついていると手の動きが止まってポケットの中に入れて隠したりする。

「お腹の向き」も見よう。お腹は人間にとって急所だが、信用していない人には危ないので急所は見せられないのだ。つまり、苦手な人の前に立つとなんとなく斜に構えたりすることがあるだろう。「君は信用できないから腹は見せないよ」というサインだ。お腹の向きでも相手の心理は読める。

「上半身」にも注目してみよう。人間は興味があれば自然と前のめりになる。キミの話を前のめりで聞いている人がいたらキミに興味津々だ。逆に椅子に深く座っている状態は興味がない、キミに関わりたくないという心理を表わしている。

このように、言葉以上に真意を伝えているのがノンバーバル（非言語）なのだ。

人間は言葉のみで会話をしていると思っているかもしれないが、実は言葉以外でも会話をしている。なんとなく相手を見ていると思うが、頭の先から足の先まで視線を送ると意外な心理がわかるものなのだ。ノンバーバルは言葉以上に語っているのだ。

さぁ、キミも今日から人間観察をしてみよう。キミが自分のことを嫌いではないかと思っている人から実は好意を寄せられていることに気付いたり、その逆もあるかもしれない。

ただ注意してもらいたいのは、キミ自身が言葉とは逆のサインを出さないようにすることだ。しぐさもうまくコントロールすることが本当のコミュニケーションだ。コミュニケーションとは奥深いものなのだ。

第5章

刑事になってわかった！コミュニケーションを円滑にする刑事の三大技術

人のために何かをやるって素敵なことだと思う。
刑事は世の中の治安を守るために日々戦っている。
手前味噌ではあるが、人のために役立っている自負がある。

犯人を逮捕すれば感謝されるし、
罪を犯した者が更生してくれたら嬉しいし、
これほどの喜ばしい仕事はない。

世の中、喜びで満ち溢れていたらなんてハッピーだろうと思うが、
そうは問屋が卸さない。
人にはそれぞれ事情がある。
嬉々として喜べないことが多いのが世の中だ。

刑事になってわかったことだが、

「相手（自分）を喜ばす」

「相手（自分）に共感する」

「相手（自分）を褒める」

は、コミュニケーションを円滑にする。

なにもはじめからコミュニケーションが得意だったわけではない。

オレは、この3つのポイントを中心に取り調べを行っていた。


本章では、コミュニケーションが苦手な人に、刑事の技術を伝授したい。

人見知りでも、話しべたでも、人付き合いが得意じゃなくても、

「喜び」「共感」「褒める」を武器に使ってほしい。


それは決して相手のことを肯定することではない。

ただ、相手の心に寄り添うには、使える。

だまされたと思って、使ってみてほしい。

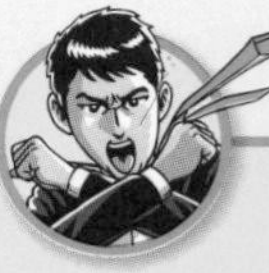

女性には花束、男性には虚栄心を。結婚詐欺師に学んだ相手を喜ばす方法

まだ見習い刑事の頃だったが、結婚詐欺師を捕まえた。その男は何人もの女性を手玉にとり、会社の運転資金と称して金銭を騙し取っていた。見た感じは小太りで中肉中背、決してジャニーズにいるような男ではない。

しかし、金品を騙し取るという目標（よくない目標だが）に対して結果はしっかり出していた。結婚詐欺師は相手をワクワクさせて気持ちを振り向かせるプロなのだ。疑問を持った俺は聞いてみた。

「なんでそんなに女性を騙せるんだ？」

「刑事さん、ここぞというときがあるでしょ、そのときは花束ですよ。オンナは花束に弱い。それも赤いバラです。大概イケます」

男の自信に満ちた顔が今でも忘れられない。詐欺師とはいえ、その男にとっては成功体験だ。男が数々の成功と失敗を繰り返して得たノウハウなわけだ。

まだ若かったオレは「花束ねぇ……」と半信半疑だったが、彼女ができると花束を贈ったものだ。やつの言うとおり、結果は上々だった。あ、オレの花束はもちろん詐欺目的ではない。

異性に悩みを持つ**男性読者は、気になる女性に花束を贈ってほしい**。真っ赤なバラだ。やるだけのことはやってみてくれ。

ちなみに男性には何がいいのか？　あるとき、女性詐欺師に聞いたことがある。

「高級なネクタイか時計ね。『あなたはこれが似合う男よ！』と**虚栄心をくすぐればいい**のよ。男は単純だから」と笑っていた。

「あ、オレも騙されるかも……」と、ふと思ってしまったのは悲しかったぜ。騙されやすい男性諸君も気をつけてくれ。

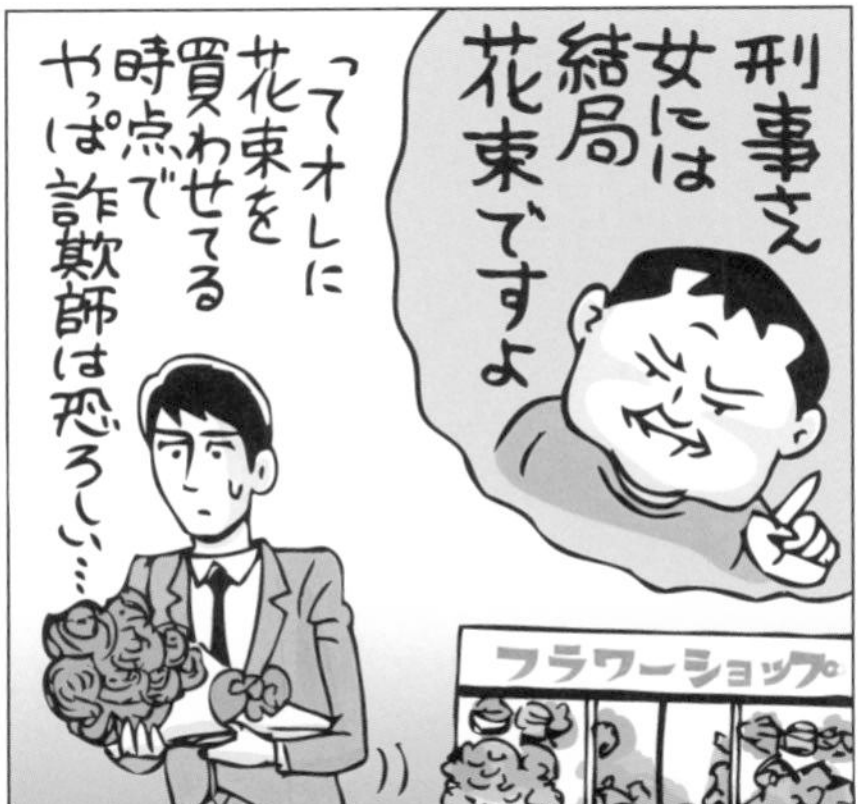
刑事さん 女には 結局 花束ですよ
ってオレに 花束を 買わせてる 時点で やっぱ詐欺師は恐ろしい…
フラワーショップ

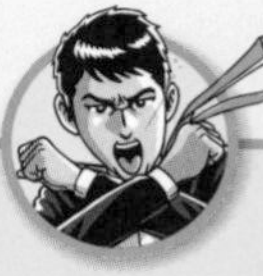

言いたくないことを言わせる、刑事流最上級コミュニケーション術

人間が苦手だと刑事は務まらない。それは人間が相手の商売だからだ。聞き込み先にいるのも人間だし、目撃者も人間だ。それに罪を犯すのももちろん人間だ。

しかし、刑事が最初からコミュニケーションを上手にとれるかというとそんなことはない。聞き込み先で緊張しすぎてしどろもどろになる見習いの刑事がいた。「刑事だという人が来たんだけど、あの人ほんとに刑事さんですか？」と、110番通報される始末。これではカッコ悪い。

苦手意識を持つから会話が成り立たない。まずは**相手の懐に飛び込んで話を引き出し、相手に共感することで自然なコミュニケーションをとる**のだ。

「へー、なるほど」「それでそれで？」「わかります、わかります」

共感はなにより相手も心地がよい。それ以来、見習い刑事は臆することがなくなり、最高の情報を取ってくる聞き込みの達人になった。

刑事ドラマでもあるだろう。取り調べ室のブラインドに手をやり外を眺める刑事。

「おまえがやつを傷つけてしまった気持ちはよくわかる。おまえの立場なら俺もそうしたかもしれないさ」

「そうなんです、あの野郎……。刑事さん、オレの気持ちわかってくれて嬉しいです（涙）」

本来、刑事が犯人の行為に共感することはない。極論、正当な殺人も犯罪もないからだ。

共感したくないことに共感することが刑事流最強コミュニケーションだ。言いたくないことを言わせるのだ。**意に反して共感**、だまされたと思って使ってみてほしい。

相手の反応がびっくりするくらい変わるので、コミュニケーションが楽になる。

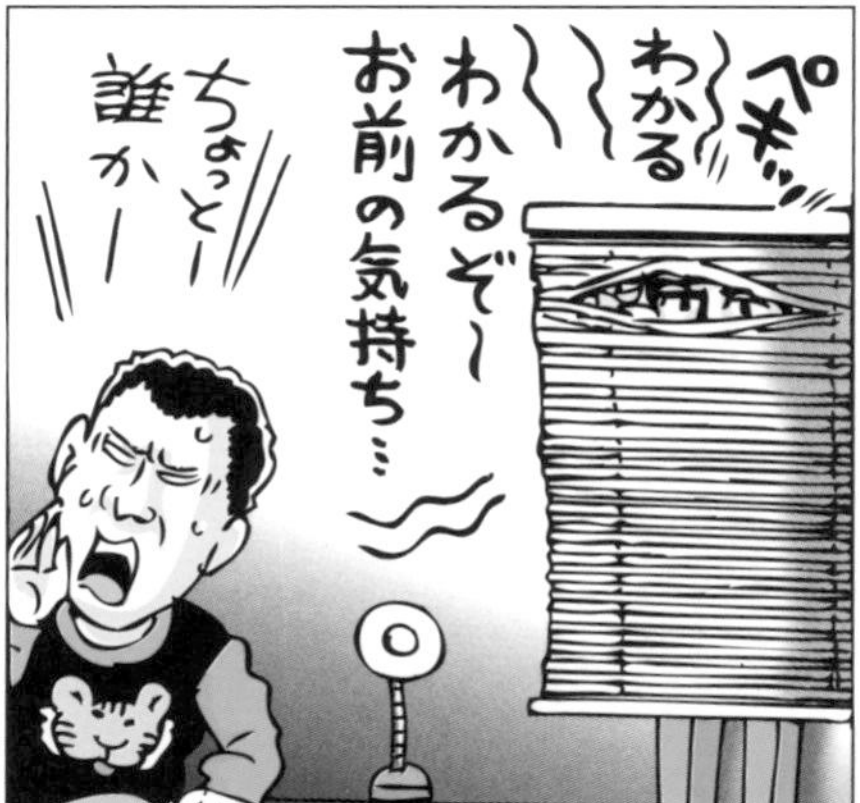
ペキッ
わかる
わかるぞ〜
お前の気持ち…
ちょっと—
誰か—

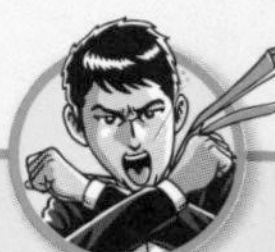

刑事の話の切り出しはブツ探しが基本。そこには話を続ける秘訣があった

刑事は職務質問をする際、相手が隠し持っているブツを探す。ブツは薬物など所持してはいけない物品のことを言うが、手にしているセカンドバッグ、手提げ袋、ビジネスバッグなどに隠されていることが多い。

まずはそこに目を付けて話の糸口をつかむ。警察官の日頃の活動を撮影した「警察24時」などというテレビ番組でよく出てくる職務質問を行う警察官を見ているとよくわかるだろう。

「いいカバン持ってますね。それはルイ・ヴィトンですよね、高かったでしょう」

相手がニヤっとしたらしめたもんだ。

「いくらくらいするんですか。このあいだデパートで見たら結構な値段でした。私じゃ手が出なかったですよ。さすがですね」などと話を広げていくのだ。

実はそのためだけにデパートに行き、高級品のチェックをする刑事もいるくらいだ。

つまるところ、**話のきっかけがあればなんでもいい**。所持品がなければネクタイでもシャツでもいいし、乗っている車などでもいい。ヒントはたくさんある。そこからコミュニケーションを広げる。これは刑事的な話術とも言っていいのだ。

話のきっかけができたら切り出してみろ。会話は自然と進むものだ。まして**興味を持って褒められたら口は軽くなるのが人間**ってもんだ。

ちなみに、警察から「カバン」「ポケット」「靴の中」をチェックされたら、残念だが何か疑われていると思ったほうがいい。その場合、抵抗せずに素直に全部見せたほうがいい。あやしまれるような行動は慎むべきだぜ。

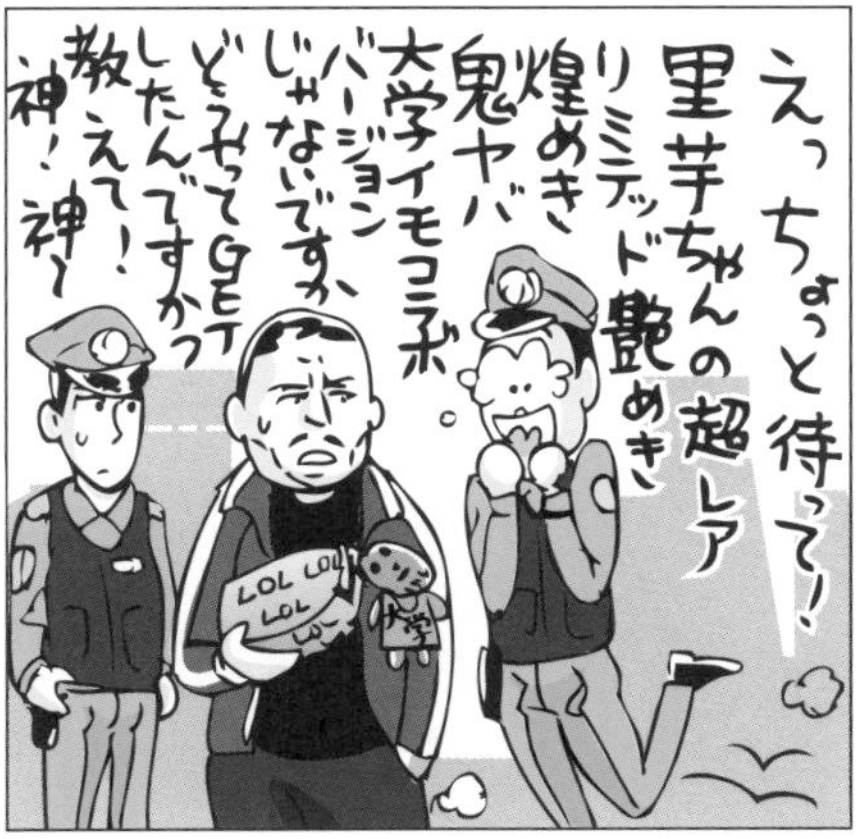
えっちょっと待って！
里芋ちゃんの超レア
リミテッド艶めき
煌めき
鬼ヤバ
大学イモコラボ
バージョン
じゃないですか。
どうやってGETしたんですか？
教えて！
神！神〜

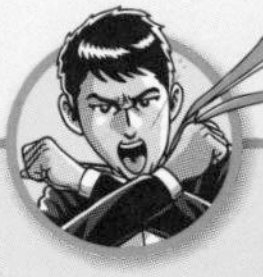

「弱気になる」と「自分の弱さを知る」は違う。自分と向き合ってみよう

刑事は常に心の中で戦っている。取り調べ室で犯人と対峙しながら、意外と弱気になって気持ちで負けている刑事もいるのだ。

「ちょっと認めさせるのは無理かもしれない。いや、でもまだ方法はあるかも。しかしどうしたら……」

そして組織や周囲からの期待に押しつぶされそうにもなる。つまり実力以上のことをしようとするとストレスになり、空回りしてしまうのだ。

人間はどうしても自分をよく見せようという意識が働く。「完璧・正解でなければならない」という思い込みにはまりがちだ。

しかし、「完璧な人」にはなれないし、「弱さ」はなくならないので、いつも不安がつきまとう。

「自分はこんなもんだ」「これ以上のことはできない」「できたらめっけもんだ」そんな心のあり方がちょうどいい。弱気になるのと、自分の弱さを知るのとは違うのだ。

オレは刑事として20年、犯人と戦ってきた。「これは駄目かも」と弱気になりそうなときこそ、肩の力を抜いて自然体でぶつかったものだ。弱さを克服するのではなく、それを受け入れて、「駄目でもともと。言ってくれたらラッキー」くらいで臨んだほうが結果、うまくいったかな。**自分の弱さを知れば、高望みしなくなる**のだ。

キミにプレッシャーを感じる場面が訪れたら、「ま、なるようにしかならないさ」と割り切って臨んでみたらどうだろう。

力が抜けて意外といい結果になるかもしれないぞ。心の持ちようで結果は変わるのだ。

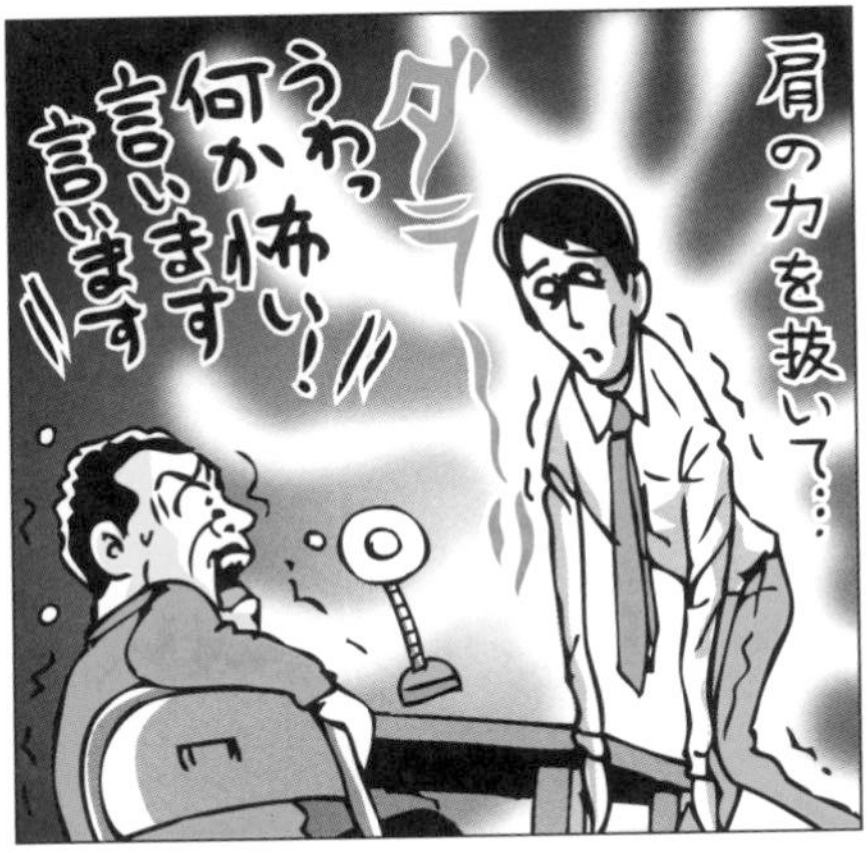
肩の力を抜いて…
ダ
うわっ何か怖い!!
言います言います

人前で2時間話せるネタがあれば、それはもうキミだけの立派な武器だ！

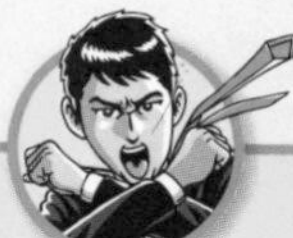

刑事になると**「人前で2時間話せるネタを持て」**と、先輩、上司からよく言われたものだ。犯人の見分け方とか、もっと先に身につけるべきことがあるだろうと思ったが、これがいかに大事か、よくわかったことがあった。

刑事は事件を解決して被害者の無念を晴らすのが仕事だ。しかし、簡単に犯人を捕まえられない。そして、事件解決の糸口はどこから出てくるかわからない。

秋葉原でアイドルが被害者になる事件があった。メイドカフェに行って「お帰りなさいませ、ご主人様」といわれて嬉しいという気持ちは俺にはわからないが、オタク特有の心理が事件の動機ならオタクの刑事がいたら解決に導ける可能性は高い。

「このネタだったら2時間話せますよ」と、オタク刑事の登場だ。このタイプの容疑者は、自分の言い分を通したい。「だってしょうがないでしょ」が口癖のようだ。

「そりゃ、わかるけどさ～」と、オタク刑事が取り調べること数時間……。

「握手会で冷たかったんだ」

驚くことに、やはりオタク特有の心理が動機だった。容疑者は自分の気持ちを理解してくれたことに安どしたのか、すんなり罪を認めてしまったのだ。

「何の役にも立たないだろう」と思われる知識や経験が事件解決につながることがある。**2時間話せるネタがあれば、それは人より秀でた知識を持っているということ**。誇れるものがひとつもないという人でも、**「これだったら話せる」**みたいなものはないだろうか。自分に自信がない人ほど、自分の価値を知らないことが多い。

キミのその知識はもしかしたら今いる世界で、あるいは違う世界でも活かせるかもしれない。試してみる価値はあるぜ。

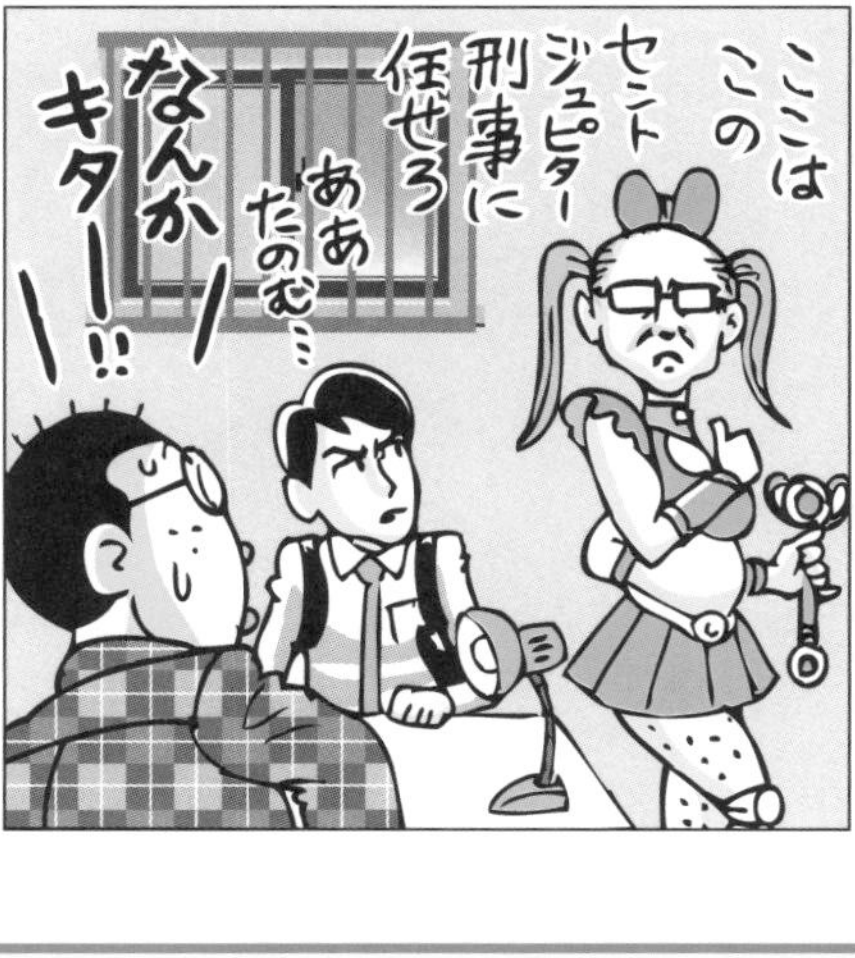
ここはこのセントジュピター刑事に任せろ
ああたのむ…
なんかキターー!!

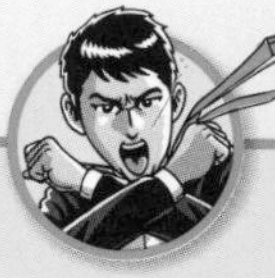

「ありがとう」のキャッチボールは自分の存在意義を再確認できる

犯人を捕まえて罪を償わせることが刑事の仕事だ。刑事は被害者の苦しみに触れ、その実現に向けて休みなく働いている。使命感はハンパない。

しかし、その目的達成のためには他人の協力が欠かせない。通報者、目撃者、救助者など事件に関係した情報提供者の協力があるから、事件解決に結び付くのだ。

そもそも自分ひとりで目的を達成できるほうが稀だ。何かの目的を達成するには他人の協力が不可欠だ。だからこそ、その協力に「ありがとう」と感謝する。

世の中を震撼させた地下鉄サリン事件。当時、オレは交番勤務のいわゆるお巡りさんだった。主犯格が検挙された日、当然ながらテレビ各局は逮捕の情報を全国に大々的に報道した。それを見てのことだと思うが、あるひとりの中年女性が交番を訪れた。手には花束を持っていた。

「警察の方々は本当に大変でしたね。感謝の気持ちです」

「あ、ありがとうございます」

受け取ったのはいいが、最初はなんのことかと思った。よくよく聞くと今回の逮捕を知ってのことだった。もちろん私はその捜査に従事していたわけではない。彼女は警察組織の努力に感謝して誰かにお礼を言いたかったのだろう。警察の一員として女性の好意がとても嬉しく誇らしかった。

その日の私のメモ帳には「嬉しかった。ありがとう」と感謝が記されている。

「ありがとう」のキャッチボールは自分の存在意義を再確認するうえでも必要なはたらきをしている。「ありがとう」は相手を喜ばす最上級の言葉で、言われるだけで気持ちがホッとする。「ありがとう」を積極的に使おう！

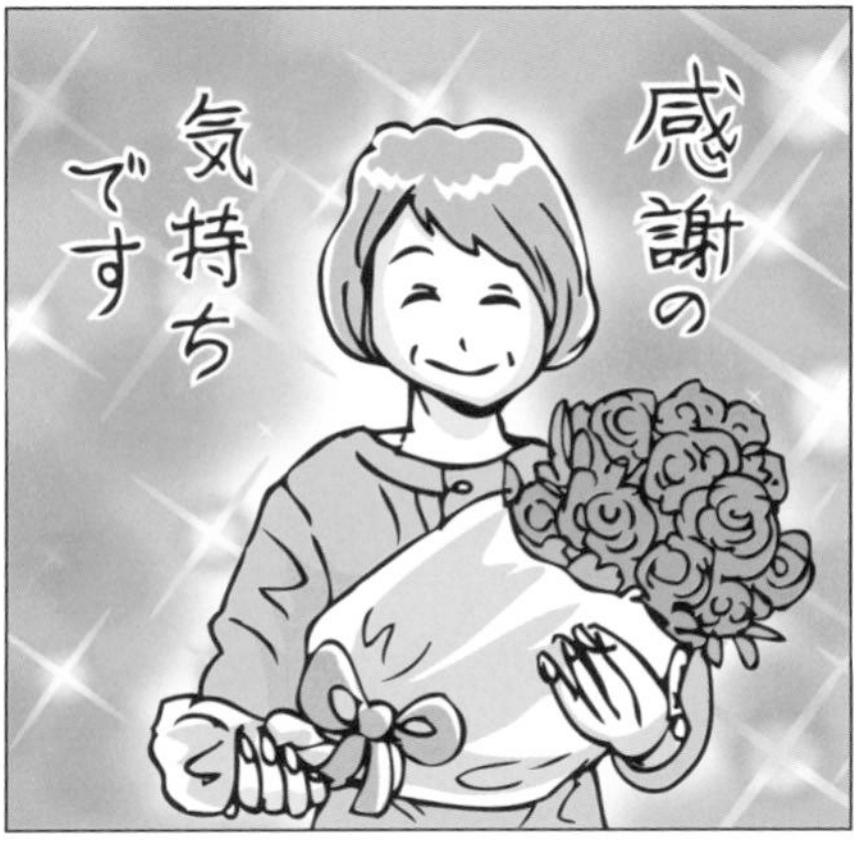

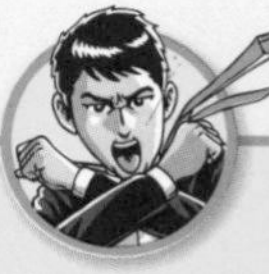

他人から褒められたら喜びを感じよう。それはキミの優れた能力なのだ！

自信がないやつは自分の隠れた能力に気付いていない。

しかし、一度くらい誰かに褒められたことがあるだろう。それがキミの優れた能力なのだ！

オレは見習い刑事のとき、自信などこれっぽっちもなかった。失敗も多く、頭を抱えることが多かった。ただ、ほんとにごくたまにだが、直属の上司が私の供述調書を読みながら言うのだ。

「供述調書を書くのがうまいな……」

今となっては、「自信を持たせるためにわざと言ってくれたのか？（汗）」とも思うが、そもそも単純な男だったので褒められて嬉しくないはずがない。

もっと褒められたくて休日返上で多数の事件記録を閲覧し、先輩の供述調書の書き方を研究したものだ。その結果、迫真性があって、読んでいてその当時の光景が目に浮かんでくるような調書をとれると自負できるようになった。供述調書ひとつとっても奥深いものなのだ。

つまり、**人から褒められるのは、誰かと比較して優れている**からだ。だから自信をもっていい。

「歌がうまい」「笑顔が素敵だ」「接客が最高だ」――あなたの優れた一面を周囲の他人は必ず見ている。

そして褒められたら単純に喜びを感じよう。成長のヒントをくれた相手に感謝しよう。

「褒めてくれてありがとう！」ってわけだ。

あとは**キミがそこをどう伸ばすかで人生は変わる**。さぁ伸ばしてみようじゃないか、キミの才能を！

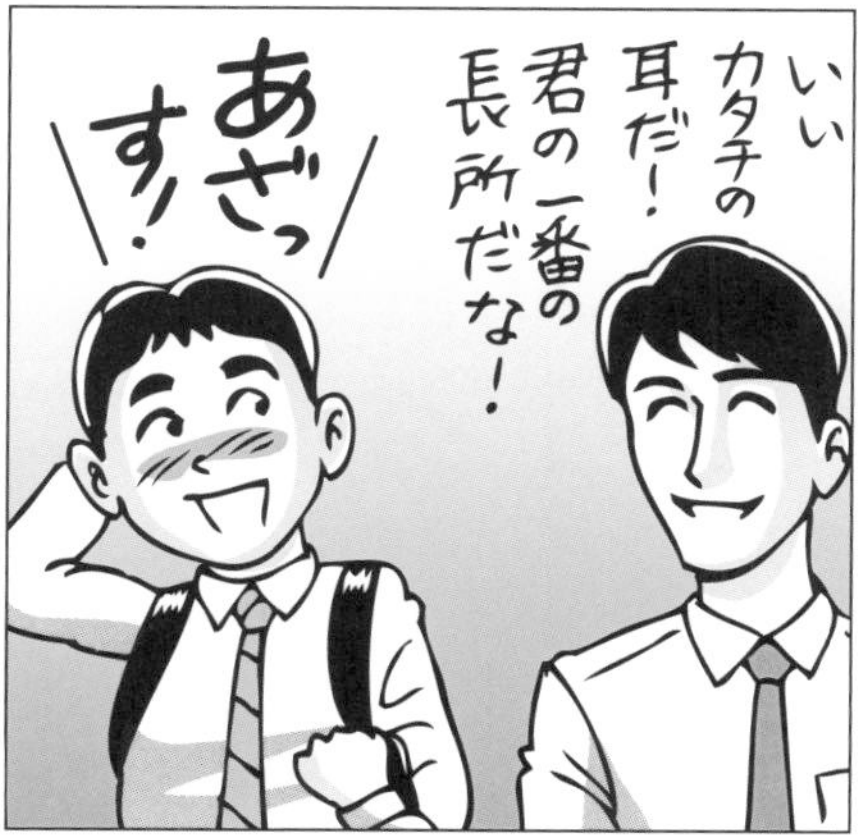
いいカタチの耳だ！君の一番の長所だな！
あざっす！

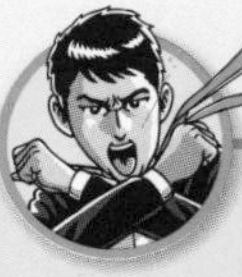

誰も信じてくれないなら、自分のことくらい信じてみたらどうだ

人間は弱い。「おぎゃー」と生まれてから独り立ちするまで、この世に存在する生物の中で最も長く親の世話になるし、警察にお世話になる人間もいる。お世話になるといっても生活の面倒を見てもらえるわけではないぞ。

……人の道を外れてしまった人間を更正させるのもオレたちの仕事だ。ちょっとした出来心で犯罪に手を出す者もいる。心が弱いのだ。そんなときに、よく伝えていた言葉がある。

「信汗不乱《しんかんふらん》」

元プロ野球監督の仰木《おおぎ》彬《あきら》氏の造語だが、**「己の信じる道で汗をかいて一生懸命やれば、迷うことはない」**という意味だ。自分の信じた道で迷うことなく努力しろ、そうしたら結果はおのずとついてくるというわけだ。

人間なんていくら努力しても結果が出ないこともある。何年取り組んでも、自分では死ぬほど努力したと思っていても、神様は望む結果を出してはくれない。しかし、それでも**諦めずにくらいついていたら必ず結果は伴ってくる**ものだ。

オレも失敗を重ねてきた人間だが、うまくいかなくて落ち込むときがあった。そんなときに、この言葉を思い出して自身を鼓舞したものだ。

そんな話を並べたところで、「刑事さ〜ん」と言って、刑事ドラマのように泣くやつはいなかったが、説教されたことのないやつもいたわけで、**「誰も信じてくれないなら、自分のことくらい信じてみたらどうだ」**と、よく言ったものだ。

この言葉に限らず、くじけそうになったときには**自分の好きな言葉を思い出してほしい**。きっとキミが先に進む力になるはずだ。

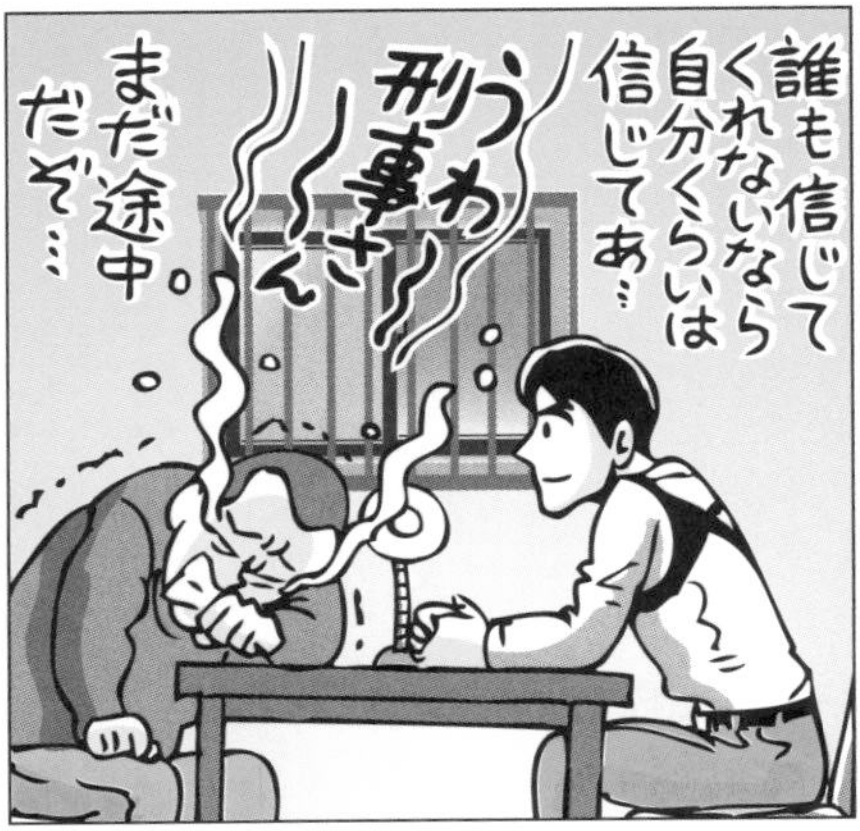
誰も信じてくれないなら自分くらいは信じてあ…
うわ〜刑事さ〜ん
まだ途中だぞ…

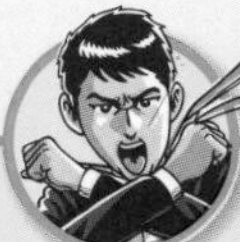

男は泣いた。その涙で男は改心した。誰にでも涙を流す権利はあるのだ

取り調べのシーンでそれは起こった。その男はある容疑をかけられていた。元交際相手の女性に復縁をせまったがトラブルになり、その女性を傷つけてしまったのだ。被害者の届け出を受けて捜査した結果、事実に間違いないことがわかり、逃走先で男を逮捕した。

しかし男は、「事件については言いたくない」とかたくなに供述を拒んだ。

数日後、オレの取り調べで態度が軟化してきた男は、突然泣きだした。改悛の情が湧いてきたのだろう。そして男は言った。

「私がやりました……」

犯罪は人生の最大の失敗だ。しかし、罪を犯してしまったとしても命のある限り生きていかなければならない。

いや、生きて償わなければならない。

「泣きたいときは泣いていいんだ。我慢することはない」

そう言うと男は机につっぷして泣き崩れた。これからの男の人生を考えると、不憫に思えるが、まだまだやり直せる可能性もある。

泣いても時間は戻らないが、泣いてすっきりすることもある。その後、男は全面的に罪を認め、有罪判決を受けた。

数年後、出所してきた男はオレの元に挨拶に訪れた。

「シャバでも頑張ります」

晴れ晴れとした顔だった。長い人生、つらいときも悲しいときもある。そんなときは我慢しないで泣いてほしい。その**涙は気持ちの整理をしてくれる。**また新たに頑張ればいいのだ。誰にでも明日はあるのだから。

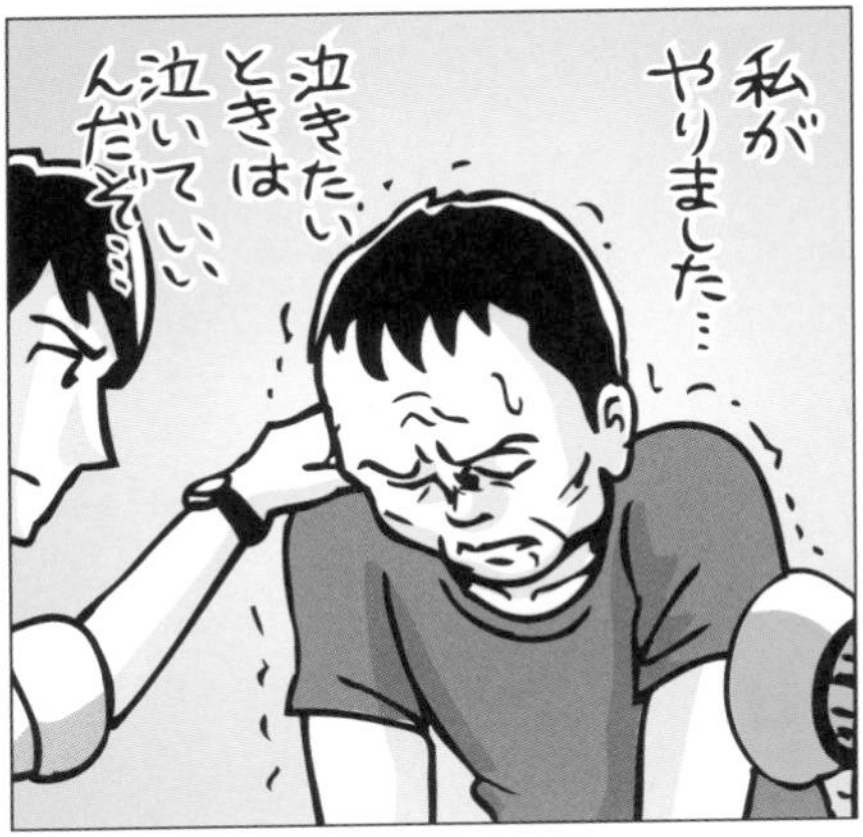
私がやりました…
泣きたいときは泣いていいんだぞ…

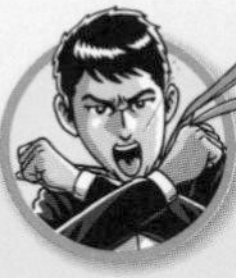

「刑事に笑顔」は、猫に小判。豚に真珠。だが、このギャップが武器になる！

刑事ってコワモテが多いと思ったことはないだろうか。

特にヤクザ担当刑事はそうだ。悪と戦うのに柔和ではいられないのだ。口元もきゅっと締まり、目も見開いてギラギラせざるを得ない。

まして相手は犯罪者だ。担当する刑事がニヤニヤ、ニタニタしていたら気持ち悪いだろう。

「あんた大丈夫か？」と言われるのが関の山だ。

真剣勝負だからこそ、顔の筋肉には力が入るわけだ。オレも初対面の人に「なんか怖い」「威圧感がある」「近づきがたい」と、よく言われたものだ。そんな顔なんだから仕方ないだろう。生まれつきだ。人の顔を見て勝手な妄想しないでくれとも言いたくなるがある意味仕方ない。

しかし、コワモテにはそれなりの利用価値がある。時より「ニコッ」と笑うのだ。**ギャップは相手の感情を簡単に動かす。**「てっきり怖い人かと思ったら全然優しいじゃないですか」と言われたら、もう相手をコントロールできたようなものだ。

コミュニケーションを上手にとるには、ギャップの演出に限る。

愛嬌がないから人が近づきにくいのではと思っているなら、時よりとびっきりの笑顔を見せてやろう。きっと相手はビビる。「あれ、第一印象と違うな」「意外と親しみやすいかも」「この人笑うと意外とかわいいな」なんて思われるかもしれない。**笑顔は時には相手の心をつかむ武器**にもなる。

笑顔は最強のコミュニケーションツールなのだ。試してみてほしい。

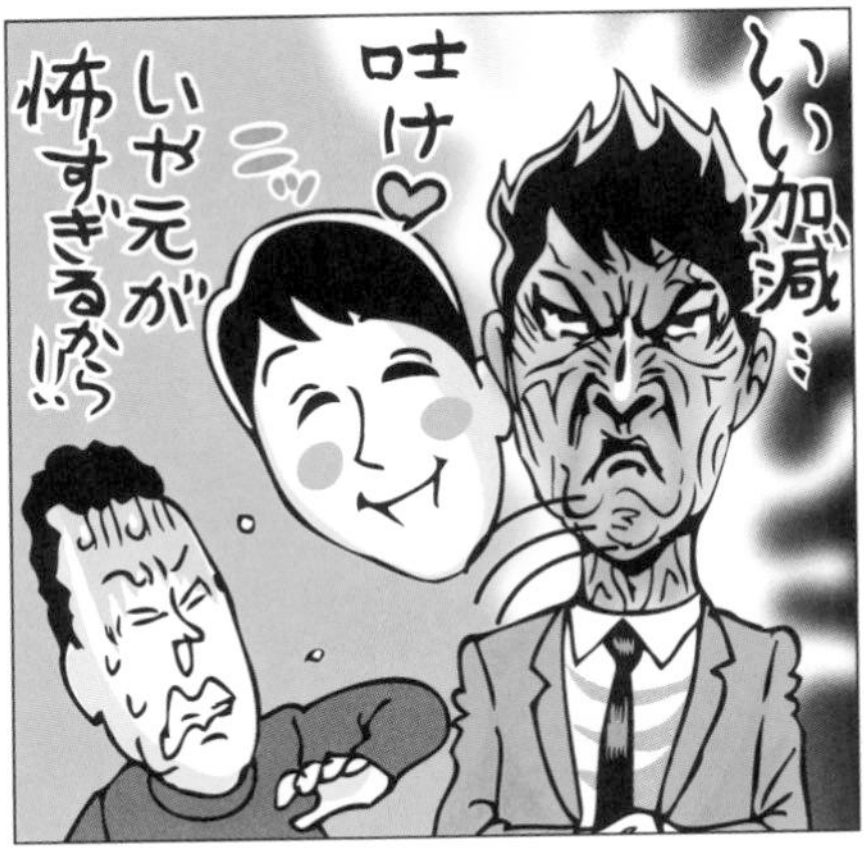

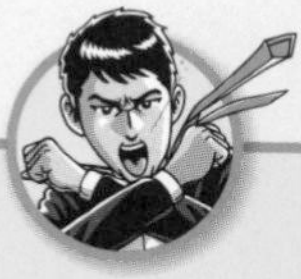

刑事にも接待交際費がある。いつの時代も酒と金の力は絶大なのだ！

刑事も接待をすることがある。捜査上必要な情報をとりたいときに、対象者と酒席を共にするのだ。要するにアルコールの力を借りて口を開きやすくするのだ。ある対象者は役人だったが昼間は口が固かった。肝心な話ははぐらかされてしまっていた。そこで地元の割烹料理屋に酒席を設けた。大の酒好きだと聞いていたからだ。

始まって数時間たつと酒が回ってきたのか、役所内の不満もあったのか、「おい、そこまで言っていいのか？」という重要な話をしだして焦ったことがある。情報には、薬の売人情報もあるし、役人や政治家の不正情報などもある。

酒はコミュニケーションの潤滑油ともいわれるが、飲んで気が大きくなると普段言えないことも言ってしまうことがある。

口数が少なくて言いたいことが言えない人、また、不満を抱えている人ほど酒の力を借りたほうがいい。**酒を使って心を解放してやると日頃のもやもやもすっきりするものだ**。ただし、未成年はダメだぞ。

実はこのとき、こちらが欲しい話が聞けなくて現ナマ（現金）を渡した。これは捜査費だ。民間企業でいう接待交際費に相当する。その瞬間、「そんなに話さなくてもいいぞ」というくらいぺらぺらしゃべり始めた。やっぱり**人間は酒より現ナマが好き**なのだ。

刑事ドラマでも「アニキ悪いですね」と情報屋が情報提供の見返りに現ナマをもらって喜ぶシーンがあるだろう。もちろん必要に応じて上司の決裁を経ないといけないが、領収書にちゃんとサインをしてもらっていることだけは覚えておいてほしい。

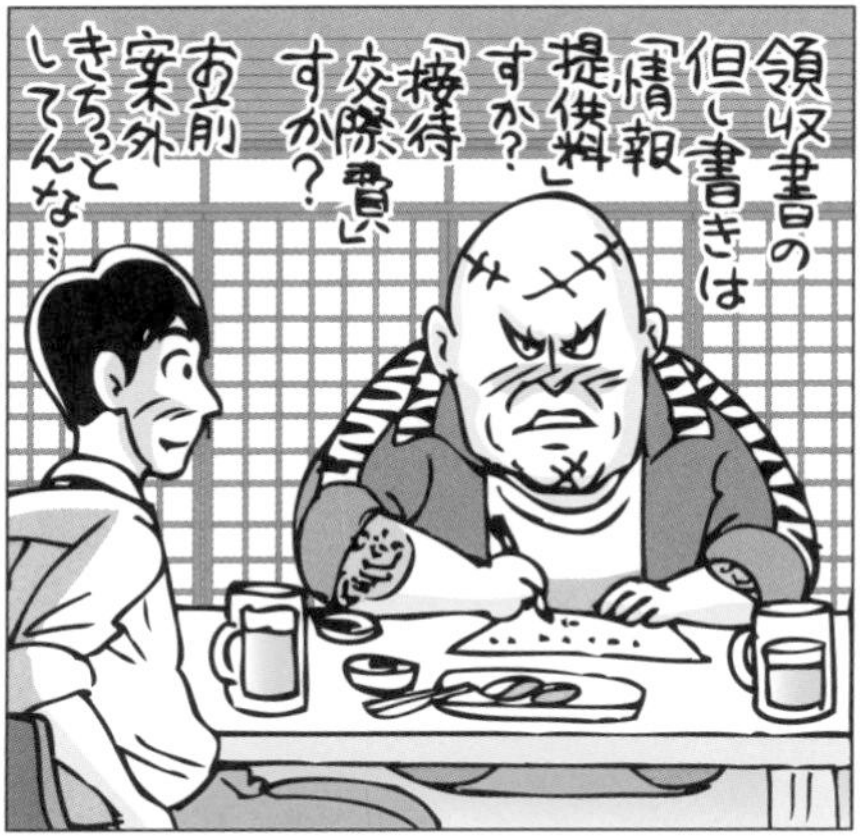
領収書の但し書きは「情報提供料」すか？「接待交際費」すか？
お前案外きちっとしてんな…

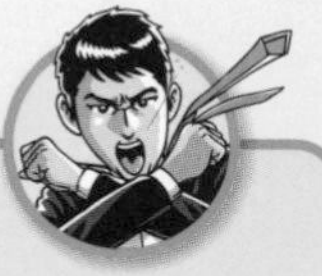

なぜ刑事は何度も同じことを聞くのか？「深掘り質問」で真実を突き止めよ

事件現場の目撃者は警察の捜査に協力した後、「刑事さんに何度も何度も同じことを聞かれて参った」とぼやくケースが多い。実際に読者のキミもそんな経験をしたことがあるかもしれない。

実は刑事になると先輩から教わるのだ。相手から話を聞くときは、「なぜ、なぜ、なぜ」と最低3回は聞けと。つまり、「深掘り質問」をしろというわけだ。

だからたまたま現場に居合わせた人は刑事に手を替え品を替え聞かれる。当然くどい質問になる。

「いい加減にしてくれ！」と言いたくなるのはよくわかっているのだ。表情を見ていればわかる。しかし、刑事はしぶとく聞く。まるでロボットであるかのように、淡々とこなすのだ。

「なぜ？」「どうして？」「それで？」

しかし、深掘り質問のいいところは**疑問をぶつけることで会話が続く**こと。そして**会話からたくさんの情報を引き出せるので真偽の判断ができる**ことだ。

会話が自然と続くので情報量は多くなる。仮に話が真実ではない場合、質問の答えに必ず矛盾が出てくる。「なんかおかしいなぁ」と感じてしまうのだ。

つまり、キミが相手から変な話を吹っ掛けられたら深掘り質問をしてほしい。会話が続くことで相手がそれを嫌がり、質問をはぐらかすことはないだろうか。また、話している内容でさっきと言っていることが違うなどの矛盾がないだろうか。

人がいいとか、騙されやすいとかで落ち込む人は心掛けてほしい。「深掘り質問」は自分を守る方法にもなる。

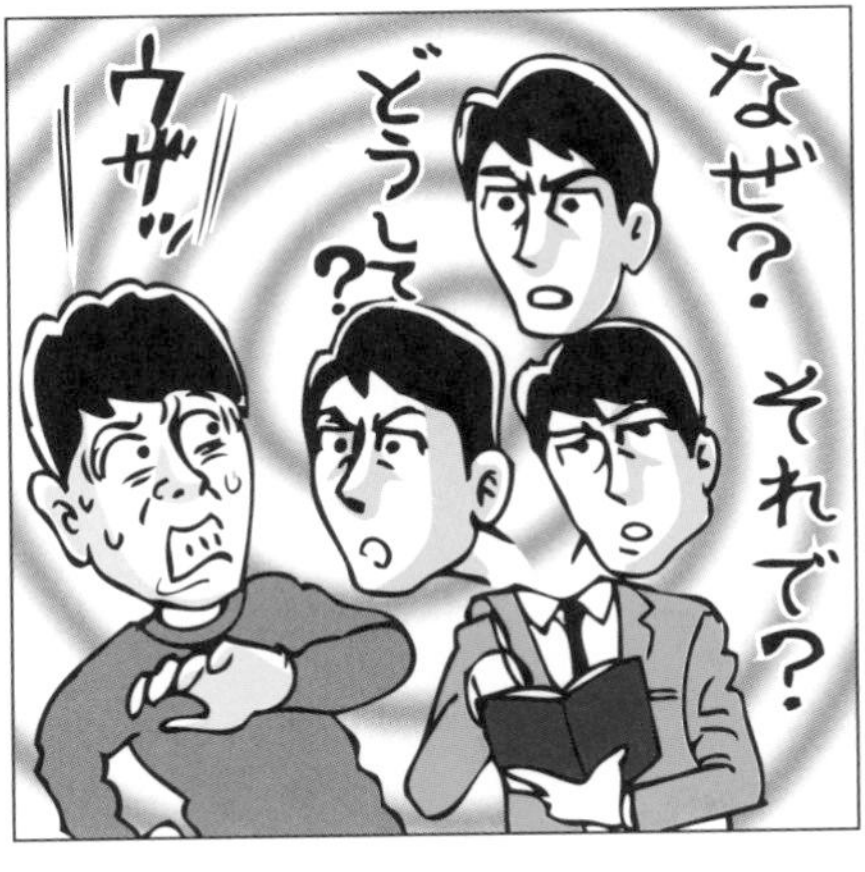

刑事しか知らないココだけの話⑤

刑事の現場はテーマパークに勝る。そりゃメンタル強くなるべ

刑事の現場にいると自然とメンタルは強くなる。とにかく経験が違う。見るもの、聞くこと、すべてが新鮮で毎日に変化がある。人は皆、非日常的な刺激を求めて遊園地に行ってジェットコースターに乗るし、怖いもの見たさでお化け屋敷にも行く。高いお金を払って年間パスポートまで買って何度も夢の国にも行く。刑事にとってそんなのは日常、いやそれ以上かもしれないが、もっとリアルで刺激的なことがお金を払わずして体験できる。いや払わないどころか給料という形でお金を定期的にもらえる。おまけにさらにすごい経験をすると割り増しでお金がもらえる。ボーナス加算ってやつだ。こんな刺激的で素晴らしい人生が歩めるのは刑事という職業を選んだからだ。

ちょっと具体的に話そう。まず、キミのように普通の生活をしていたら絶対に会えない人に会える。これはなかなか楽しい。

たとえば、こんな人たちだ。

・前科20犯で人生のほとんどをシャバにいない人
・スキンヘッドの上に全身入れ墨、スーツの裏地に龍が躍っている人
・目が死んでてどう見ても薬物で精神状態がおかしい人
・刃物を持ちながら「殺してやる！」とすごんでいる人
・歌舞伎町のど真ん中で血だらけで叫びつづけるお酒飲みすぎの若者

芸能人やタレントと会う機会はそうそうないが、こんな人と会う機会もそうそうない。こんな方々と会えるのはある意味、刑事の特権だ。楽しすぎる。こんな人と会うたびに「わぉ、今日はなかなかスゲーやつと会えたな」と思ってしまうのが刑事だ。

また、刑事は普通の人が絶対にできないことも体験できる。

・今日のトップニュースで報じている事件現場の立ち入り禁止線の奥に入れる
・誰もが話したくない凶悪犯人と直接話ができる
・信号を無視してスピードを好きなだけ出して車を運転できる
・実弾の入った拳銃を持てるし、実際に撃つことができる
・ハロウィンでもないのに変装ができて、街を歩き、おまけに尾行・追跡ができる

こんな経験ができるのは刑事ならではだ。キミが一生経験できないことを経験できるだろう。こんな経験をするたびに「わぉ、今日も刺激的！」と思ってしまうのが刑

事だ。

このように普段会えない人と会い、普段できないことを体験するととんでもなくメンタルが強くなる。何が起きても動じなくなる。キミは遊園地でたまにジェットコースターに乗るから怖いのだ。お化け屋敷もたまに入るから怖いのだ。毎日乗ってみて、毎日行ってみたらどうだ。誰しも場慣れしてくる。

しかし言っておくが刑事になった当初は「何が起きても動じない」というわけではない。最初は動じない「ふり」をすることから始まる。刑事にだって小心者はいるし、ビビりはいるからだ。しかしビビる刑事はさすがにカッコ悪い。

たとえば「刃物を持った男が暴れている！」的な緊迫の現場で「急用を思い出したので帰らせてもらいます」とビビりながら立ち去る刑事がいたらどうだ？「働き方改革で残業はするなと上から強く言われています。だから今日は残念ながらここまでです」とホシに告げて震えながら退散するような刑事がいたらどうだ？刑事ドラマだったら即刻打ち切りになる。もし子供が見ていたら将来絶対になりたくない職業ランキングのトップに躍り出る。こんな刑事にだけはなりたくない。

だから実際のところ、心臓はドキドキバクバクで怖いと思いながらも前に出る。刃物を捨てるように説得する。弱い自分を奮い立たせ、動じていない「ふり」をする。

ビビりの人はビビらない「ふり」から始めるといい。そんな経験を積むとだんだん慣れてきて本当に動じない自分になってくるものだ。

また、ビビりにもかかわらずそれを強く奮い立たせるものがあるとしたら、それは使命感でしかないだろう。刑事は「オレがやらなきゃ誰がやる！」という職業意識が異常に強い。困っている人がいたら助ける、自分に危険が迫っていても救える命があれば救う。単純だが、そんな使命感が心の奥底に必ずある。こればかりは日の丸の下で警察手帳を貸与された警察官ならではの感情なのかもしれない。

つまり、人間のメンタルは自分次第で強くもなるし、弱くもなる。刑事のように強くなる環境にあえて身を置くのもひとつの手だ。そして誰しも最初からメンタルが強いわけではない。出会いや経験で鍛えられていくものだ。そして、強いメンタルを手に入れたら怖いものはなくなる。キミも悪党に立ち向かうことができるかもしれない。しかしキミに何かあったときは１１０番通報してくれ。そこはもっと強い刑事が守ってくれるはずだ。それは約束するぜ。

終章

講演でよく聞かれること、まとめてみた

Q 痴漢に間違えられたら、どうしたらいいのでしょうか？

A

これはあくまで「本当にやっていなかったら」の話だが、電車内で痴漢に間違えられたときにやってはいけないことがいくつかある。

まずは「逃げないこと」だ。その場から逃走したらどこかで必ず捕まる。ホームには他の乗客がたくさんいるケースが多いし、逃走中に捕まえようとする人に暴行でも働けば、暴行罪や傷害罪で捕まる。だから逃げないほうがいい。

次に「線路に逃げないこと」だ。線路に降りると、往来危険罪や鉄道営業法違反で捕まる。電車が来たらひかれる可能性もあるので、危険だからやめたほうがいい。

最後に、いくらやっていないからといっても「身分は隠さないこと」だ。一般的に身分を隠すと逃走の虞《おそれ》が高くなるので、心証が極めて悪くなる。運転免許証や名刺などを出して身分を明らかにし、「逃げも隠れもしません。だってやっていませんから！」と終始言い続けるべきだ。

では、これらを守れば絶対に捕まらないのか？　それはわからない。被害女性から「この人に絶対間違いないです！」と訴えられたら運を天に任せるしかない。
痴漢に間違えられたくないなら？　極論だが、電車に乗らないことだな。

Q 警察手帳を示せば、映画館で映画が無料で観られるって本当ですか？

A 捜査の必要があって犯人を尾行する場合、警察手帳を管理者に示して許可を得て、映画館に入れてもらうことはある。

その際、ついでに上映されている映画を観ようと思えば観られるかもしれないが、ストーリーに夢中になると犯人を取り逃がすことになるので実際は観られない。映画はやはりちゃんとお金を払って見るべきだろう。

Q 「捜査員が拳銃をトイレに忘れる」という報道がたまにあります。あんな大事なものをなぜ忘れてしまうのでしょうか？

A 刑事も人間だ。用を足すことに集中するあまり、終わるとほっとしてしまうためだと思われる。

一般の人がほっとしてトイレの棚に携帯電話や財布を置き忘れることがあるのと同じだ。しかし、その後、財布の場合は出てこないことがあるが、拳銃の場合、発見者のほとんどがきちんと届けてくれて悪用されることはない。

これには救われる。さすがに発見者も驚いて拳銃を持ち逃げする勇気はないのか、当の刑事は感謝しかないであろう。

Q 張り込みでつらいことってなんですか？

A 捜査の現場で必ず必要になるのは対象者の行動確認だ。それにはこれからまさに犯罪を犯す者、あるいはすでに犯した者について、対象者の行動を確認し、証拠を押さえるために現場で張り込むという方法がとられる。
張り込みでつらいことといえば、「緊張感を保つこと」に尽きる。場合によっては交代があるとはいえ、自分の持ち時間は責任を持って相手の動きを監視しなければならない。特に早朝、夜間や食事後の睡魔が襲ってくるときはひと苦労だ。目をつぶった一瞬の間に対象者が建物を出てしまったり、所在がわからなくなったりすることもある。そうなると、今までの苦労も水の泡だ。

では、睡魔に勝つためにどうしたのか？　まず張り込みの前日は睡眠不足にならないようにしっかり休んでおくのが大前提だ。それでも当日、眠くなりそうだったらどうするか？　ガムをかむ、あめをなめる、できる範囲で体を動かす、足をつねる、顔や足を叩く、ふたりでの張り込みであれば同僚刑事と会話をするということになる。

なかでも一番効果があるのはやはり会話だった。会話をすると頭が働くし、眠気も薄れ、時間がたつのも早い。そんな理由もあって、基本はふたりで張り込みをするのが原則なのだ。

ただし、会話が盛り上がりすぎると「見る」という作業がおろそかになるのは言うまでもない。さすがに見逃したことはないが、焦ったことは何度かあった。さすがの刑事も緊張感を保つのはなかなか大変なのだ。

Q 死体を見て吐く刑事はいるのですか？

A

刑事が仕事の中でご遺体を見たり、触ったりするのは日常茶飯事だ。事件性があるもの、その疑いがあるものについては検視をする必要があるからだ。とはいえ、刑事も人の子だ。中には吐いたり、気分を悪くしたりする刑事がいるのではと思うだろう。

私の経験から言うと、そんな刑事は見たことがない。そもそも吐いたりしたら刑事失格だ。死んでも吐いたりできない。ちょっと汚いが吐く前に胃に戻す。それくらいの気合で阻止する。もちろん亡くなっている人間を見るのは気持ちのいいものではないが、ご遺族や関係者の前でプロとして恥ずかしいことはできない。不謹慎かもしれないが焼死体を扱った後でも普通に焼肉を食べにいくことができるのがプロ意識の高い刑事なのだ。

Q グレない子供の育て方について教えてください。

A

オレは刑事としてグレた大人ばかり見てきた。取り調べで話をよくよく聞いてみると、子供の頃からグレていた者が多い。そして、その原因はほとんどが「家庭環境」にある。

つまり、「親が離婚している」「施設で育てられた」「親戚に育てられた」「虐待を受けていた」などの家庭環境が影響してグレるのだ。

残念ながら愛された経験がないと人に優しくなれないのが人間だろう。それによって犯罪に手を染めてしまうこともあるのだ。

また、親が与える価値観が子供を生きにくくする場合もある。

たとえば、「男は絶対に強くなければならない」という価値観を植え付けられた子供がいるとしよう。その子は何があっても誰にも弱音を吐けなくなる。それがストレスにつながる。そして、他人が弱音を吐くと許せなくなる。

要するに、幼少期に親が植え付けた価値観が影響し、大人になっても生きにくくなるのだ。それが犯罪に結びつくことがある。

大事なのは「男であっても弱い部分があっていいんだ」ということを教えること。要はバランスだ。

お子さんをお持ちの方は子供との接し方に注意すべし、というわけだ。

Q アパートを探しています。防犯上、空き巣などの泥棒が入りやすい部屋は避けたいと思っています。チェックするポイントはありますか？

A 基本的に空き巣は「山見《やまみ》」といって事前に入る家の下見をする。当然だが泥棒しやすい家、つまり金目のものがありそうで、侵入しやすく、留守にしている家を探す。

そして、実際に入る家は物陰に隠れられ、勝手口や窓など侵入口が目につかない、また発見された際に逃走しやすい家やマンションの1階を狙うことになる。

だからキミがもし賃貸のアパートを探しているなら1階は避けたほうが無難だ。

しかし、もし1階の部屋が気に入ってしまったときは、決断する前に窓のサッシをくまなく見てもらいたい。そして、もしサッシに銀色のアルミニウム粉末が付着していたら契約しないほうがいい。

なぜかというと、以前、その部屋は警察が指紋採取用の粉末を振り、鑑識活動をしている証拠だからだ。

つまり、過去に泥棒に入られたことがあるというわけだ。基本的に鑑識活動後は居住者に拭き取りをお願いするため、何年たってもそのままのケースがよくある。その部屋は泥棒視点で入りやすいわけで今後も狙われる可能性が高い。あえて泥棒に入られる部屋を選ぶ必要はないのだ。

アルミニウム粉末がひとつのチェックポイント。覚えておいてほしい。

Q 刑事と警察官はどっちがエライのか？

A 刑事ドラマを見ていると殺人現場で制服の警察官が現場保存をしており、刑事が現場に到着すると「ご苦労さまです」と敬礼をして現場に入ってもらうというシーンが多い。それを見ると刑事のほうが確かにエラそうだ。だから刑事のほうがエライのでは？　と思う人がいるのはうなずける。
結論を言うと警察官は階級社会なので、すべての職員に階級がある。基本的には所属する部署にかかわらず階級が上の者がエライということになる。しかし、組織内部の話をすると刑事は花形部署なので役割的に上に見られがちだ。

たとえば、犯罪捜査を担当する刑事課と一時的な現場対応が専門で交番勤務員などが所属する地域課を単純に比べるとしよう。刑事課のほうが専門的な仕事になり、その大変さ、難しさから上に見られるというわけだ。

じゃあやっぱり刑事のほうがエライんじゃないの？　と思うかもしれない。オレ的には自分が刑事だったし、刑事あっての警察だと思っているので刑事のほうが当然エライと思ってはいるがね。仕事へのプライドがそう思わせるのかもしれないな。

Q 刑事ドラマでよくある「潜入捜査」を実際に行うことはありますか？

A

刑事ドラマを見ていると、ヤクザの世界に潜入した刑事が親分の運転手をしながら、耳にした薬物の取引情報をメールで連絡するなんていうことがある。

しかし、バレたときのことを考えてもらいたい。刑事に戻れるかどうかの話以前に命の危険が伴うだろう。そんなことをいち刑事にさせられるはずがない。

基本的に危険な組織への潜入捜査はあり得ない。しかし、潜入捜査そのものが全くないわけではない。捜査員に危険が伴わず、バレる可能性が限りなく低い場合には捜査の必要上、潜入することもあるかもしれない。あくまでケースバイケースだということだ。

Q

サスペンスドラマを見ていると、犯人を捕まえる場所が崖の上が多い気がします。実際に犯人を崖の上で逮捕することはありますか？

A

あるわけない。

おわりに

最後まで読んでくれてありがとう。

「まさかこんなことが起きるとは!?」という「まさか」は、我々の長い人生の中で何度か起こる。

最近では世界を変えた新型コロナウイルスがいい例だろう。

私も事業活動に大きな影響を受けた。しかし、飲食業、観光業などもっともっと大変な思いをされている方も多いと思う。

こんなとき、自分のメンタルをどうやってコントロールするかが試される。

たとえば、経営者は社員を守らなければならない。簡単に会社をたたむわけにもいかない。政府の要請はわかるが、時短営業すればするほど赤字になるし……と判断を求められる。資金繰りにも困る。

会社員だって会社の業績が悪いとこれからどうなるかわからない。家族を養う責任もある。ボーナスカット、給料削減で住宅費、教育費の支払いにも困る。転職しようか、副業しようか悩むだろう。

こんなとき、当事者の考え方はさまざまだ。

「ちくしょう、もしかしたら会社がつぶれて職を失うかもしれない。生活費も底をつきそうだ。もうダメだ、生きていけないかもしれない」と、ネガティブに考える人がいる。

一方で「ここで負けられない。踏ん張りどころだ。諦めない。なんとかなる。頑張るしかない。できることを考えてコツコツやるしかない」とポジティブに考える人もいる。

どちらに明るい未来が待っているかは明白だ。コロナ禍という起こった出来事は皆同じ。しかし、考え方によって人生は大きく左右される。

誰しも悲観的な出来事があるとマイナスに捉えがちだ。しかしあえてプラスに、前向きに捉えることもできる。そして、それは強いメンタルがあってこそかもしれない。

私は長い間、刑事として勤務し、厳しい現場で何度も心が折れそうになった。強いメンタルを保てたのはたくさんの厳しい現場を踏んできたからだ。自然とメンタルは鍛えられた。そして、刑事としての使命感がそれをさらに強化してくれた。

それに刑事《デカ》メンタルがなければ私のコンサルタントとしての独立もなかっただろう。公務員という安定を捨てて起業する。これは強いメンタルがあってこそのチャレンジだ。

しかし、起業してから、貯金通帳からお金が減っていく怖さ、給料をもらう側から支払う側になった大変さなど会社を経営するうえでのメンタルの保ち方も学んだ。最初から順風満帆のわけはなく、起業後も心が折れそうになることが何度もあった。どうも私はそんな経験が好きなようだ。しかし、とにかく前向きに、全力で頑張ってきた結果、今がある。

そして、私がこの本で伝えたいことは「何事も諦めたら終わり」ということだ。困ったときに前に進むための手段・方法は必ず見つかるし、今の状況を改善できる可能性は必ずある。だから、決して諦めないでほしい。明けない夜はないのだ。

この本がメンタルが弱っているすべての方の心のよりどころになり、前へ進むきっかけになるとすごく嬉しい。

負けるな、諦めるな、キミはまだやれる!

心から応援している。

2021年2月

森　透匡